AUX DE NÉRIS

PAR

Le Dʳ CAMILLE DE LAURÈS

Ancien médecin inspecteur des Eaux thermales de Balaruc,
Médecin inspecteur des Eaux de Néris,
Membre fondateur de la Société d'hydrologie médicale de Paris,
Chevalier de la Légion d'honneur.

PARIS

IMPRIMERIE DE E. MARTINET

2, RUE MIGNON, 2

1869

LES

EAUX DE NÉRIS

PARIS. — IMP. E. MARTINET, RUE MIGNON, 2.

LES

EAUX DE NÉRIS

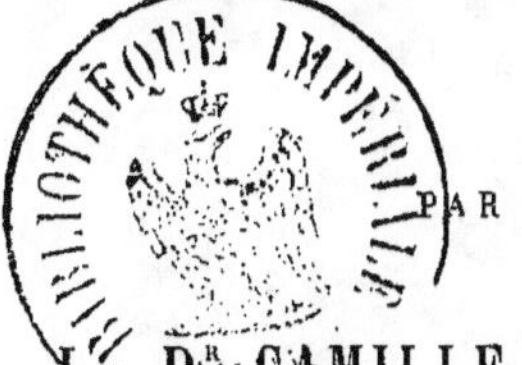

PAR

LE DR CAMILLE DE LAURÈS

Ancien médecin inspecteur des Eaux thermales de Balaruc,
Médecin inspecteur des Eaux de Néris,
Membre fondateur de la Société d'hydrologie médicale de Paris,
Chevalier de la Légion d'honneur.

..... E longinquo reverentia.

PARIS

IMPRIMERIE DE E. MARTINET

2, RUE MIGNON, 2

1869

LES
EAUX DE NÉRIS

A la place où Néris s'élève modestement aujourd'hui, il y eut autrefois une ville magnifique bâtie par les Romains, lors de la plus belle époque de l'empire. Les débris qui restent encore debout attestent son importance, et il est probable que les ruines enterrées dans le sol fourniraient, si elles étaient mieux fouillées, des documents précieux à l'histoire, à l'épigraphie, à l'architecture et aux beaux-arts.

La Bibliothèque Mazarine possédait un manuscrit fort curieux du XVIᵉ siècle, sur *les Antiquitez et baings chaulx de Nérys*. On ne le retrouve plus à présent, mais on doit à M. Victor Advielle, membre du Conseil administratif de la Société française d'archéologie, la publication des renseignements qu'il contenait et qui étaient loin de rappeler ceux fournis, quelques années antérieurement, par Rabelais, sur l'existence des eaux de Néris. Ce manuscrit fut rédigé en 1567, pour Catherine de Médicis, par Nicolas de Nicolay, daulphinois, géographe, diplomate, et valet de chambre des rois Henri II et Charles IX. On lit dans le livre de M. Victor Advielle :

« Les antiquitez, ruines et vestiges qui se voient encore
» pour le jourd'huy à Nérys, — *ainsi nommé, comme plusieurs*
» *asseurent, du nom de Néron, empereur de Rome,* démonstrent
» auoir anciennement esté une bien belle et grande ville,

1

» combien, que pour le présent, ce ne soit qu'un bourg
» et une paroisse contenant d'eux centz quarante-huict feuz,
» dont la situation est sur la montaigne en païs pierreuz et
» bien rudde.— Puis, un peu plus bas, sur le chemin tendant
» à Montluçon, entre vallées et collines, est la belle et grande
» garenne de beaux arbres de Bouys, aucuuns des quels
» arbres sont de la grosseur d'un petit corps humain, et serait
» chose difficile d'en pouuoir trouver belle quantité de plus
» grandz ny de plus beaux ; et dans icelle garenne, en divers
» endroits sur petites mothes éleuées en façon de forts, entre
» vmbrageuses vallées, plusieurs vestiges et rvines de gros-
» ses murailles, de bricques cimentées anctieques ; et, outre
» le ruisseau des baings à l'occident sur une autre montaigne,
» sont les ruines d'un autre grand chasteau fort. De manière
» que de tous coustés se veoid apparance d'antiquitéz. Voire
» que les habitants du lieu en labourant la terre y treuuent
» souuent des médailles d'argent et de bronze des empereurs
» Néron, Vespasien, d'Antonyn et de Faustine ; *et y en ai*
» *recouuert plusieurs* .Tirant vers la vallée à l'occident, enui-
» ron sept-vings pas au milieu du bourg, sont situez les
» antiques baings chaulx de Nérys, édifiez du tems des
» Romains, de beaucoup plus longs que larges, contenant de
» tout circuit deux cent soixante-trois piedz de roy et cin-
» quante piedz au plus large, — environné par le dedans de
» trois rengs pour servir de siéges à ceux qui s'y baignent, —
» et y en a aussy autour des deux puytz. Le plus grand des-
» quels est à six faces tenant toutes fois sa forme quarrée.

NATVRE, QVALITEZ ET VERTV DES DICTS BAINGS.

» Les sources principales des dicts Baings qui tiennent de
» souphre et bitume, sont continuellement bouillantes ; com-
» bien que la challeur soit assez tempérée, la couleur de l'eaue

» tient du céleste meslée d'un peu de verdure et si parfaite-
» ment claire que l'on verrait une espinglue au fondz. Elle est
» très aimable à boire, mesmement estant refroidie, et si est
» exellente à plusieurs infirmités et par ce plusieurs per-
» sonnes priuées et estrangières s'y vont baigner. Elle résoult
» et modifie toutes durtés, comme gouttes noueuses, et gué-
» rit les galleux et podagres et plusieurs autres maladies.
» Vitruue, en son huitième livre, chapitre troisième, dit que
» le bruuaige des eaux bithumineuses a accoustumes de
» guérir les douleurs intérieures en purgeant les personnes.
» mollestées de mauuaises humeurs.

  » Assez près des dits Baings, du cousté du midy y a vne
» fontaine d'eau froide, mais un peu fadde à boire. »

Dès la fin du siècle dernier, des traités spéciaux sur les antiquités de Néris ont été écrits par de Caylus, Barailon, Boirot-
Desserviers, l'abbé Greppo, M. Tudot, etc., etc. Nous n'avons
pas la prétention de contrôler ces travaux. Nous désirons
seulement fixer autant qu'il est possible l'époque première
de la grandeur de Néris au temps des Romains, et prouver
ensuite que des fouilles régulières, bien ordonnées, officielles
pour ainsi dire, amèneraient à coup sûr de très-importants
résultats.

Sur la carte de Peutinger sont inscrits les mots *Aquis
Neri*. XV; ce qui laisse supposer que les eaux devaient être
anciennement désignées sous le nom de *Aquæ Neriæ*, le nom
de la ville étant *Nerius* ou *Nerium*, ainsi que l'indique le mot
Nerio qui figure sur la borne miliaire trouvée dans le prieuré
d'Alichamps. Le *point* qui est placé après *Neri* marque une
abréviation et le datif *Aquis* suivi du chiffre *XV*, signifie que
de tel ou tel point pour arriver aux eaux de Néris il y avait
15 lieues à parcourir. La borne miliaire d'Alichamps nous
semble prouver que Néris relevant de Bourges (*Avaricum*), sa
capitale, était reliée aussi à Château-Meillant (*Mediolanum*).

Elle porte l'inscription suivante :

AVARICO	LEUGÆ XII
MEDIOLANO	LEUGÆ XII
MERIO	LEUGÆ XXV

Néris était donc une grande station thermale en communication avec les villes de la Gaule et de l'Italie.

Ce qui semble hors de doute, c'est que les bains curatifs, les thermes de Néris ont été la cause de la fondation et presque aussitôt de l'agrandissement de la ville : *Vicus* de premier ordre. Les magistrats religieux et civils de la province des Bituriges en tenaient grand compte. Une légion romaine y avait son camp. — Les débris des portiques, des fûts et des chapiteaux de colonnes, — surtout deux inscriptions tronquées, mais qui se complètent l'une par l'autre, fixent selon nous la date du développement de la ville, qui a dû être rapide.

Voici les deux inscriptions :

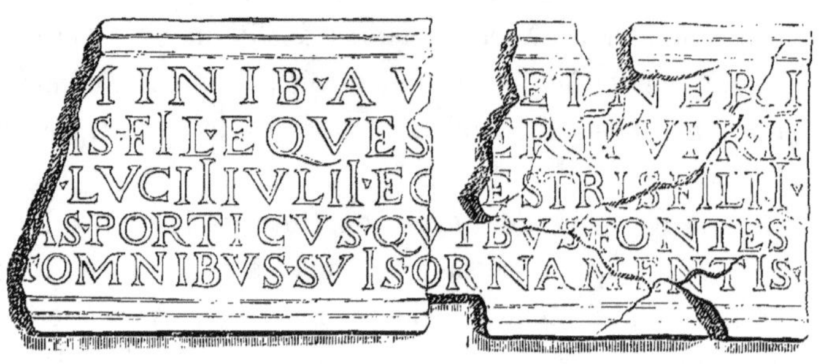

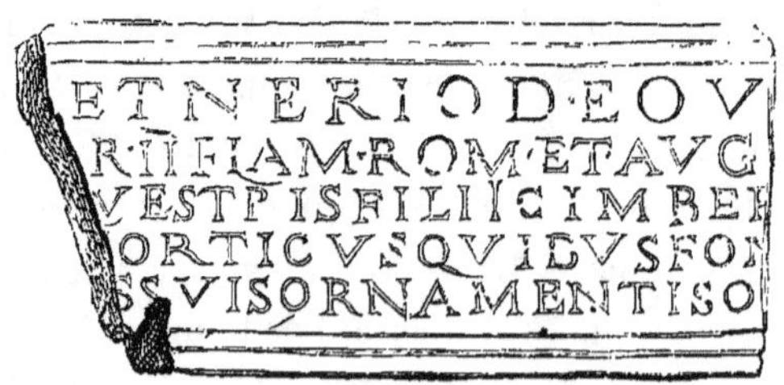

Nous tirons de ces deux inscriptions, ainsi que de la vue des colonnes et des chapiteaux découverts, la conséquence que Néris ne fut une importante ville romaine en Gaule qu'à la fin de l'époque du règne des Flaviens et sous le règne des premiers Antonins. — L'assimilation du nom de Néron au mot *Nerius* n'a rien de sérieux. Les colonnes, les chapiteaux sont de l'époque architecturale des Antonins.

Les deux inscriptions que nous avons citées, toutes deux sur beau marbre, sont de la même époque. Elles nous fournissent nos preuves.

La netteté des caractères, l'incision en biseau creusant le fond des lettres jusqu'à l'angle aigu, indiquent la période Antonine. La gravure datant d'Auguste ou des premiers Césars serait fort nette, il est vrai ; mais plus arrondie et moins profonde.

Il y a plus ; il y a mieux. Le texte, les expressions mêmes des deux inscriptions ne conviennent, il nous semble, qu'au temps où l'empire romain a été complétement constitué dans sa pleine hiérarchie politique et religieuse. — On a le tort de faire remonter à César et à Auguste tout ce qui a été l'œuvre de leurs successeurs. Auguste, et ce fut son habileté, affecta de rester un citoyen romain, chef élu, centralisant tous les pouvoirs entre des mains encore républicaines. — Tibère établit le premier le culte des nouveaux dieux de l'empire, le culte des empereurs.

Plus tard, ce culte devient le vrai moyen de gouvernement local dans les provinces.

Nos deux inscriptions, complétées l'une par l'autre, donnent en français ce sens général (nous n'essayons point de recomposer les mots qui manquent entièrement, et nous citons d'abord le texte en latin) :

NVMINIBVS AVGVSTORVM ET DEO NERIO V.
   . . . . IS FIL. EQVESTER ĪĪ VIR ĪĪ, FLAM. ROM. ET AVG.
   . . . . . LVCII IVLII EQVESTRIS FILII CIMBER . . . (ET . . . . .)
   [NOV] AS PORTICVS QVIBVS FONTES. . . .
   [CV]M OMNIBVS SVIS ORNAMENTIS. .

La traduction française est celle-ci :

« Aux divinités des Augustes et au Dieu Néris.
(fils de...) » Equester, deux fois Duumvir, flamine de Rome et des Augustes,
» Et les fils de Lucius Julius Equester, Cimber (et . . . . .)
» Ont élevé ces nouveaux portiques qui *environnent* les Eaux,
» Avec tous leurs ornements... »

Cet Equester, grand décorateur des portiques de Néris, était donc un flamine de Rome et des Augustes. — Ce titre est une date quand on le trouve à Néris.

L'institution des flamines de *Rome et des Augustes* remonte sans doute et en principe au règne des premiers empereurs, même à Tibère. C'est un nouveau culte religieux qui fait des Césars les premières divinités de l'empire. Mais pour qu'on le rencontre sculpté sur le marbre, dans une bourgade gauloise, il est nécessaire d'aller jusqu'au temps de Domitien, de Nerva, de Trajan ou d'Adrien.

Ce mot « flamine de Rome et des Augustes » éclaire pour nous la question.

Lorsque l'empire romain a été — pour le bien des provinces — définitivement fondé en dehors de Rome, à partir du grand règne de Vespasien, chaque province de l'empire eut définitivement ses magistrats locaux. L'administration commença d'exister.

Toute grande cité (*civitas*) eut alors pour chef du culte un flamine de Rome et des Augustes (*flamen Romæ et Augustorum*).

Le chef-lieu de la province possédait un flamine provincial (*flamen provincialis*). Le flamine provincial était un prêtre-magistrat chef de la province entière. Au-dessous de lui se rangeaient ses *suffragants*, les flamines de Rome et des Augustes. Chaque grande cité, comme nous avons dit, avait le sien. Son autre titre était celui-ci : « flamine perpétuel » (*flamen perpetuus*). D'où vient ce nom ? — Le flamine des cités, flamine perpétuel, avait un pouvoir moins étendu, mais plus sûr et moins livré à l'arbitraire impérial que celui des flamines provinciaux. Élu par le vote de la cité dans le nombre des citoyens qui avaient eu l'honneur d'être appelés au duumvirat, le flamine de Rome et des Augustes était accepté ou refusé par l'empereur, qui seul avait surtout le droit d'*investiture*. Accepté, il devenait perpétuel, c'est-à-dire qu'il possédait sa charge à viager. — Une dernière preuve à l'appui de notre assertion est celle-ci :

Quand le christianisme s'établit et triompha dans l'empire, il se superposa naturellement à l'ancien culte et en imita la hiérarchie. — Partout où avait gouverné un flamine de Rome et des Augustes on retrouve un évêque, — et cela à coup sûr. — C'est un guide infaillible pour la reconstruction de la géographie de la Gaule depuis la fin de l'empire romain jusqu'au temps du moyen âge.

De tout ce que nous venons d'expliquer, — un peu trop longuement peut-être, — résulte cette conclusion :

A l'époque où Lucius Julius Equester, en son nom et au nom de ses fils, élevait comme flamine de Rome et des Augustes les magnifiques portiques de Néris, l'empire romain était parvenu à son entier développement. — Le siége religieux et politique du flamine n'était pas à Néris, mais à Bourges (*Avaricum*). Néris n'était qu'un bourg (*vicus*) dépendant de la cité, sa capitale. — Une autre inscription fixerait les doutes, elle dit : *Vicani Neriomagienses*, les habitants du *vicus* de Néris. Seulement ce *vicus*, ce bourg thermal était à cette époque d'une telle importance, les Romains de haut rang y

affluaient en si grand nombre que le magistrat religieux de
la ville centrale, de Bourges, a cru devoir faire élever à ses
frais, aux frais de ses fils, ces constructions magnifiques
dont les restes nous paraissent encore dignes de la société
romaine qui accourait à Néris et des grands empereurs que
le flamine voulait honorer.

Quant au dieu Nérius (*deo Nerio*) qui figure aussi dans la
dédicace, ne cherchons pour lui d'explications ni au temps
de Numa où il est parlé de la déesse Nério, femme de Mars,
dieu de la guerre, ni au temps de Néron, comme Nicolay et
ses imitateurs. — Nérius est simplement ce qu'on appelle un
dieu topique. C'est *la petite divinité locale*, le dieu thermal
de Néris, comme Borbo ou Borvo l'était à la station de Bour-
bon. Chaque fleuve, chaque cours d'eau, chaque bourgade
de la Gaule et de l'empire avait son idole. Le dieu Nérius est
le dieu de Néris, voilà tout.

Ainsi, et nous résumant, nous croyons pouvoir affirmer
que la grandeur de Néris date des Antonins. Ne nous en
plaignons pas; l'histoire de cette grande époque n'est guère
écrite que sur la pierre ou le bronze, et de toutes cette histoire est la meilleure. On a dans ce temps heureux beaucoup
plus édifié que détruit. C'est de plus le beau siècle de la
sculpture et de l'architecture romaines.

Quant à indiquer précisément le règne de l'empereur et
les circonstances au milieu desquelles eut lieu la fondation
première de Néris, on le fera avant peu, nous en sommes certain. — Mais la gloire de cette découverte revient à ces maîtres
de la science épigraphique, à ces illustres savants qui ont la
divination du détail en histoire comme les historiens l'ont, de
leur côté, pour les choses d'ensemble. — Il n'appartient qu'à
ces hommes éminents,—citons à leur tête M. Léon Rénier,—
de découvrir la date exacte de la naissance de Néris. Pour
cela, une pierre, un débris d'inscription, une brique, le

moindre indice deviennent entre leurs mains des preuves irrésistibles.

Contentons-nous d'affirmer que la grandeur et la gloire de Néris ont été contemporaines du siècle de Trajan, d'Adrien, et d'Antonin, — cet empereur gaulois qui succéda aux deux empereurs espagnols.

Néris fut alors une station thermale de premier ordre, et en même temps une grande cité (quoique simple *vicus*).

Je remercie sincèrement mon ami M. J. Thiénot, maître de conférences à l'École normale supérieure, pour les bons conseils dont il a bien voulu m'aider dans mes recherches historiques.

Un vaste système d'aqueducs amenait à Néris les eaux froides, qui manquent à peu près aujourd'hui et que l'art des Romains y faisait jadis très-abondantes. A défaut de tous les détails que nous venons de rapporter, les *grands aqueducs* dont on retrouve tant de vestiges épars au milieu des champs suffiraient pour donner, à eux seuls, une idée de l'importance qu'offrait l'ancienne ville de Néris, à l'époque où ils apportaient le contingent hydraulique nécessaire à tous les besoins d'une nombreuse population. Ils servaient à recueillir dans la campagne tous les suintements, tous les courants d'eaux vives, en remontant vers leurs sources principales. En 1822, M. le docteur Boirot-Desserviers semblait ne connaître qu'*un aqueduc*, dont il place l'origine dans la commune d'Ars.

« D'après les courses et observations que j'ai faites sur les » lieux, je me suis convaincu que les Romains s'étaient em- » parés des belles eaux de la commune d'*Arces*, et les avaient » jetées dans un aqueduc formé en béton. Cet aqueduc » aboutissait dans la fontaine *du Loup à Ronnet*. Elle jaillit » dans un pré, et est reçue dans un vaste bassin construit » comme les puits des eaux thermales, et entre de là dans » un nouvel aqueduc construit comme le premier, *longeant*

» *Durdat, Arpheuil, se dirigeant sur Marcoing et aboutissant*
» *au clos de Villattes.* Cet aqueduc se versait dans d'autres
» plus grands encore qui traversaient, les uns la partie su-
» périeure de Néris qui va à l'amphithéâtre, et les autres la
» partie qui borde les thermales. »

Dès l'année 1857, les recherches entreprises par M. Faugière fils l'ont conduit à reconnaître que *l'aqueduc romain se*
prolongeait bien au delà d'Ars, où il n'atteignait environ que la
moitié de sa longueur totale. A l'aide de mille circonstances
fortuites qui venaient lui révéler l'existence d'un tronçon
dans telle ou telle portion de terrain, et à l'aide de renseignements précis recueillis auprès des habitants du pays, il
parvint à suivre le développement d'un premier aqueduc
jusque dans les bois du *Quartier*, et d'un second jusque dans
le bois de *Tigoulet*. Il voulut bien m'associer à ses recherches, et d'après ma prière, il venait de faire dresser une
carte représentant approximativement le tracé et la configuration de l'aqueduc, lorsque l'occasion s'offrit à moi de
donner à cette étude toute l'importance qu'elle méritait.

En 1863, M. Léon Talabot, pendant son séjour à Néris, ap-
pliqua son esprit actif et intelligent à l'étude des antiquités
du pays. Les aqueducs attirèrent surtout son attention. Il
désira les voir, les connaître par lui-même; nous fîmes ensemble l'excursion qui lui en révéla toute l'étendue, et
chaque jour il recommençait une nouvelle promenade sur
les mêmes terrains. Lorsqu'il se fut rendu compte de cet
immense ouvrage construit par les Romains, il me proposa,
avec une obligeance infinie, de me mettre en rapport avec
M. Bourdaloue, qui viendrait, à l'aide du nivellement, réunir
tous ces tronçons épars et reconstituer, en quelque sorte,
l'aqueduc.

Peu de jours après, je vis arriver à Néris M. Bourdaloue.
Je le mis en possession de tous les renseignements dont je

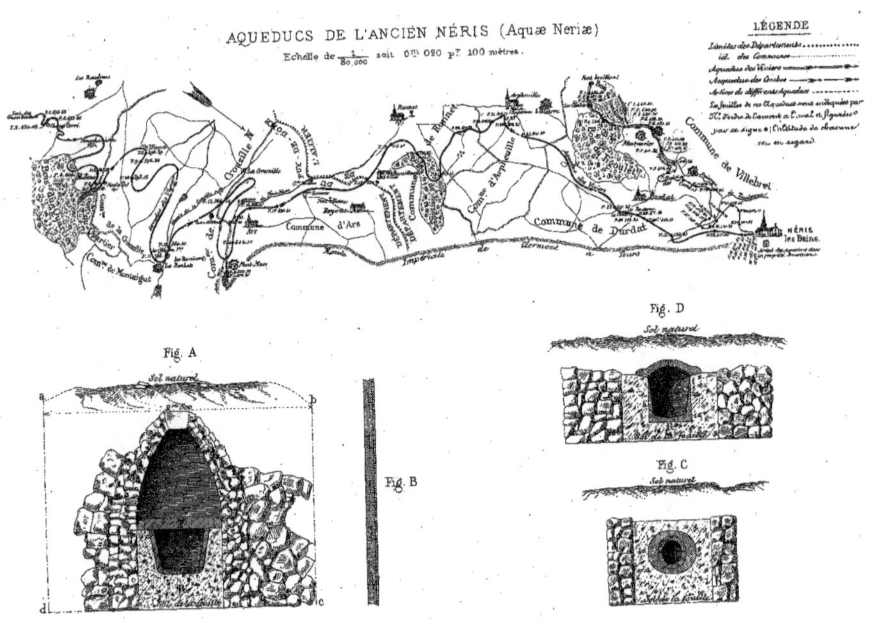
AQUEDUCS DE L'ANCIEN NÉRIS (Aquæ Neriæ)
Echelle de 1/80,000 soit 0m 020 p.r 100 mètres.
LÉGENDE
Fig. A
Sol naturel
Fig. B
Fig. C
Sol naturel
Fig. D
Sol naturel
Commune de Villebret
NÉRIS
les Bains
Commune de Durdat
Commune d'Ars

disposais, et le fis accompagner dans cette longue course qui devait lui montrer les points principaux où l'aqueduc était à découvert. Au bout d'un mois, un conducteur des travaux relevait sur place la pente des terrains, et suivait le *Corps* (dans le langage du pays), depuis son origine jusqu'à sa terminaison. Au mois de décembre 1863, M. Bourdaloue faisait imprimer la carte des *aqueducs de l'ancien Néris*, sur laquelle figurent *l'aqueduc des Viviers*, qui prend naissance dans le *bois du Quartier*, et *l'aqueduc des Combes*, qui a son origine dans la commune de *Durdat*, au *bois des Fontaines*, près du *village des Combes*.

Aqueduc des Viviers. — A 4 kilomètres environ à l'ouest de *Montaigut*, on trouve dans le bois du *Quartier* quelques débris de constructions indiquant que l'aqueduc recevait en cet endroit les eaux de trois sources abondantes désignées dans la localité sous les noms de la *Citerne*, la *Fontaine du Lait*, et les *Roudrons*.

En dehors du bois, au point appelé *la Font des Grosses Gouttes*, on a commencé les fouilles qui l'ont mis à découvert. La première est à 635^m,63 d'altitude. Deux autres fouilles, l'une à 634^m,03, et l'autre à 632^m,80, le montrent auprès du *champ Carré*. Il traverse le *département du Puy-de-Dôme* et les *communes du Quartier*, de *la Crouzille*, d'*Ars; puis le département de l'Allier*, ainsi que les *communes de Ronnet*, d'*Arpheuilles*, de *Durdat*, d'où il arrive à *Néris*. Entre ces deux points extrèmes, trente-cinq fouilles ont été pratiquées, et elles ont toujours fait reconnaître quelques débris. La dernière fouille à l'entrée de Néris est à 403^m,94 d'altitude. Il y a donc 232 mètres de pente à répartir sur la longueur totale de l'aqueduc. Depuis le *champ Carré*, le tracé général le fait passer à *Montchaujoux*, où il décrit une grande courbe avant d'entrer dans le bois du *Quartier*. Sur la gauche du ruisseau du moulin du *Bourg*, il vient entre *Montillet et Mon-*

teillet, remonte jusqu'à *Meaux,* puis, après deux grandes sinuosités, redescend entre la *Maison neuve* et les *Rouhels.* De
là, situé à droite du chemin de *la Crouzille* à *Marcillat,* il
s'incurve au niveau du village de *la Crouzille,* redescend
jusque vers les *Bourdiaux,* où un second aqueduc tributaire,
une branche collatérale passant près de l'étang de *Mont-
maso,* vient s'anastomoser avec lui. Il remonte ensuite pour
atteindre *Ars.* Jusque-là il a été reconnu quinze fois. Après
avoir suivi pendant quelque temps une ligne presque droite,
à droite du ruisseau de *Mont-Maso,* il passe entre *la grande
et la petite Tartasse,* franchit bientôt la *limite du département
du Puy-de-Dôme,* au point où la dix-huitième fouille a été
faite, puis, après une inflexion à rayon assez étendu, laisse
Ronnet sur la gauche, pénètre dans le bois de *Marsaugué,* se
recourbe un peu pour atteindre *Arpheuilles* près de la *Croix
des trois Chapons.* Là, il est reconnu quatre fois dans un espace
de terrain peu considérable. Il se dirige ensuite presque en
ligne droite vers *Durdat;* il reste à sa gauche et après avoir
rencontré la *Pouterne* et le *Chiez de Durdat,* il suit la droite
de la route *de Tours à Clermont,* et vient aboutir à *Néris* à la
trente-cinquième fouille.

On est saisi d'admiration devant l'art avec lequel l'*ingénieur hydraulicien* de cette époque a établi le niveau de l'aqueduc dans un pays aussi accidenté et coupé par des vallées et
des monticules qui se multiplient à l'infini ; il est *souterrain*
dans toutes les parties de son étendue. Aujourd'hui, on le
voit à nu dans les champs cultivés où la charrue des labou-
reurs l'a découvert, ou dans des chemins creux que la pluie a
ravinés. Établi dans une fouille de 2 mètres à 2^m,50 de profondeur moyenne, il est dirigé suivant une courbe de niveau
contournant toutes les collines et les plus petits plis de terrain dont chacun lui apportait probablement son tribut par
des artères plus ou moins considérables qui venaient s'em-

brancher sur son corps. Aucun des nombreux vallons que l'on rencontre sur son parcours ne paraît avoir été franchi soit au moyen du siphon, soit au moyen d'un remblai, d'une arcade ou de tout autre travail d'art, tandis qu'on a la certitude qu'il contournait un très-grand nombre de collines. Ce mode de construction dans un pays aussi accidenté a dû nécessairement augmenter de beaucoup son parcours; on peut estimer *sa longueur totale depuis son origine jusqu'à Néris*, *à 35 kilomètres*, tandis que la distance à vol d'oiseau n'est pas plus de 16 kilomètres. Les parties reconnues de fouille à fouille ont donné rarement des pentes de plus de 2 à 6 millimètres, ces pentes se répartissent d'une manière très-différente suivant l'inclinaison des terrains parcourus. Quelques portions sur des distances de plusieurs kilomètres sont à niveau normal. D'autres ont des pentes extrêmement sensibles, dans les courbes surtout. La pente générale de l'aqueduc peut être évaluée à environ 0^m,004 par mètre. Dans une fouille qui a été pratiquée d'après les indications de M. Faugière, près du village de *Durdat*, on l'a découvert en état parfait de conservation sur une longueur d'environ 15 mètres, et il a été permis d'observer tous les détails de construction de cet intéressant ouvrage, et d'en coter les dimensions. La figure A (elle représente le tronçon figurant sous le péristyle de l'établissement thermal, et trouvé au *chiez de Durdat*) montre une coupe en travers de l'aqueduc. A B C D, une fouille de 2^m à 2^m,50 de largeur sur 2^m à 2^m,50 de profondeur, R, radier de béton de 0^m,35 à 0^m,40 d'épaisseur, reposait directement sur le sol. Les murs sont également en béton. Ils ont 0^m,22 d'épaisseur avec écartement de 0^m,35 au fond du conduit, et de 0^m,47 en haut; C, carreaux à rebords en terre cuite, servant à revêtir le fond du conduit et les parois jusqu'à la hauteur de 17 centimètres. Ces carreaux ont 0^m,50 de longueur. Ils sont placés bout à bout au fond du conduit et noyés dans du ciment rouge (*opus signinum*). Les parois intérieures du conduit au-dessus des carreaux à rebords qui revêtent le fond sont enduites de ce même ciment rouge sur $0^m,05$ d'épaisseur. Le béton dont sont formés le radier et les deux murs de côté se compose de petits fragments de granite empâtés dans de la chaux hydraulique. La dureté de ce béton est très-grande.

La partie supérieure du conduit est fermée par des carreaux plats en terre cuite de $0^m,50$ de côté, et de $0^m,10$ d'épaisseur, qui sont posés sur les murs de côté, les uns à la suite des autres, et dont les bouts se recouvrent à joints contrariés, ainsi que l'indique la figure B. Ces joints ainsi que ceux des carreaux sur les murs de côté sont cimentés, ce qui rendait les conduits complétement étanches et empêchait toute infiltration de l'eau de l'extérieur à l'intérieur.

Le conduit ainsi construit est protégé par une voûte de forme ogivale, bâtie en moellons bruts et mortier ordinaire, et dont la hauteur sous clef est de $1^m,34$. Le vide restant entre les pieds droits de la voûte et les parois de la fouille est rempli avec des pierres, et le reste est remblayé jusqu'au niveau du sol avec les terres provenant de la fouille.

AQUEDUC DES COMBES.

Un second aqueduc romain prend son origine dans la commune de *Durdat*, à la lisière du *Bois des Fontaines*, à une petite distance du village des *Combes*, où il recueillait les eaux de plusieurs sources, dont la plus importante se nomme la *Font Bouillant*. La première fouille est à une altitude de $484^m,34$, et la vingt-troisième (à l'arrivée à Néris) est à une altitude de $391^m,38$. Il y a donc 92 mètres de pente à répartir sur la longueur totale de cet aqueduc. La fouille 4 le reconnaît au bois de *Tigoulet*. Il est d'abord situé à gauche du ruisseau de *Tiauleroux*, où trois fouilles font reconnaître un premier aqueduc collatéral. Il s'avance jusqu'au moulin de *Montmurier*, traverse le ruisseau de *Tiauleroux*, reçoit là un second aqueduc anastomotique reconnu aussi par trois fouilles. De là, il s'incurve en face du moulin de *Tiauleroux*, passe au-dessus de *Saint-Arger*, où la onzième fouille le met à nu. Après quelques sinuosités, il se rapproche de l'aqueduc des Viviers, se courbe pour s'en éloigner encore, passe au-dessus de *Marcoing*, puis se rapproche de *Néris*, où deux fouilles le découvrent encore, l'une à droite, l'autre à gauche de la route de *Tours à Clermont*.

On a trouvé près de la *Font Bouillant*, un tronçon d'aqueduc de construction très-simple. Il se compose de deux tuiles creuses placées l'une sur l'autre, de manière à ce que leur réunion forme un conduit cylindrique noyé dans un encaissement de béton. La figure C (à l'établissement thermal, ce tronçon d'aqueduc est désigné sous le nom d'aqueduc du bois de Tigoulet) représente la forme de ce conduit et l'encaissement de béton qui le sépare et le recouvre.

Des débris de conduites semblables ont été trouvés dans le voisinage de deux autres sources à peu de distance de la Font Bouillant, ce qui paraît indiquer que ce mode de construction était adopté pour recueillir des sources peu abondantes et sur un court trajet.

A partir de la *Font Bouillant*, l'aqueduc suit le fond de la vallée jusqu'à 200 mètres environ au-dessus du *moulin de Tiauleroux*, où on le voit traverser obliquement le ruisseau pour se jeter sur la rive droite et continuer son trajet vers *Néris*. Jusqu'à ce point il recevait deux artères collatérales lui apportant le tribut d'eau qu'elles avaient colligé, et qui nécessitaient un volume plus grand de l'aqueduc, ainsi qu'on le voit à *Saint-Arger* et au bois de *Marcoing*.

Le radier R et les deux murs de côté sont en béton, le fond et les côtés sont enduits d'un ciment rouge. Les carreaux à rebords n'existent pas dans le fond comme dans la figure A. — Les couveceaux T sont des carreaux en terre cuite de $0^m,06$ d'épaisseur, légèrement cintrés, et s'appuyant sur les murs du côté où ils forment voussoirs. Ces carreaux sont placés bout à bout sans se recouvrir. Les joints sont rendus étanches par un enduit de ciment rouge. Le vide entre les murs de béton et les parois de la fouille est rempli avec des pierres, et le tout est recouvert avec les terres de la fouille. Sous le péristyle de l'établissement thermal, ce tronçon d'aqueduc porte le nom de section de Marcoing.

Ces deux aqueducs arrivaient à Néris sur le sommet du plateau, où l'église est située actuellement. De là ils se rendaient probablement vers ces grandes constructions qui ont été découvertes en 1859 dans la propriété de M. du Creuzet. C'était sans doute la place d'un château d'eau (*castellum*), d'où partaient dans toutes les directions des conduites de distribution. Les unes traversaient la partie supérieure de la ville pour aller vers le théâtre, les autres, dont on a retrouvé les débris dans les terrains achetés par M. Regnier, descendaient directement vers les sources chaudes, au point où l'on a trouvé, sur l'emplacement de l'hôpital, des bas-reliefs adossés contre le roc où ils formaient un ensemble décoratif. Elles portaient ensuite leurs eaux dans l'établissement thermal, et allaient se jeter dans les écluses qui avoisinaient le camp, en suivant la pente de la vallée. En 1862, on a découvert sur l'emplacement du petit jardin, à l'angle du pavillon de gauche, un tronçon de l'ancien aqueduc des eaux froides, à 2 mètres de profondeur au-dessous du sol actuel. Il mesurait $1^m,60$ de hauteur sur $0^m,50$ de largeur. Les côtés étaient formés par des moellons ordinaires, et le dessus était couvert par des pierres dont plusieurs ornées de moulures avaient fait partie de constructions anciennes.

Les aqueducs romains ne sont susceptibles à présent d'aucune restauration. Le vœu exprimé par M. Boirot Desserviers en 1822, ne saurait donc être rempli. « Il serait très-urgent et » peu dispendieux, disait-il, de rétablir ou restaurer l'aqueduc » qui va de Marcoing à Ronnet. Il est parfaitement conservé » dans la plus grande partie de sa latitude. Ce serait un service » bien important à rendre aux habitants de Néris *qui ne boivent* » *en général que des eaux de puits qui sont très-lourdes et de dif-* » *ficile digestion.* » Nous ferons observer que l'aqueduc de Marcoing n'est pas celui qui se continue vers Ronnet, et il est douteux que sa réparation, lors même qu'elle serait possible, pût donner à Néris les eaux potables qui lui manquent.

Je me propose, cette année, de faire graver sur le marbre le tracé de ces différents aqueducs, pour le placer sous le péristyle de l'établissement thermal au milieu des autres antiquités romaines.

Si l'histoire se tait, si le récit des événements dont Néris fut le théâtre n'est point parvenu jusqu'à nous, les débris de toutes sortes qu'on retrouve enterrés dans le sol démontrent la splendeur de l'ancienne cité. Elle était située à l'extrémité du territoire des *Lemovis*, près de celui des *Arvernes*.

La voie romaine de *Mediolanum* à *Augustonemetum*, passant par *Cantilia*, limite le versant à l'est. A l'extrémité la plus éloignée de ce versant, le théâtre avec ses portiques se rattache aux grands murs formant, de ce côté, une enceinte, ou rempart de la cité. En face, de l'autre côté de la vallée, se dessinait le camp sur un monticule isolé. Au centre de la partie la plus rapprochée du spectateur, s'élevaient des thermes somptueux ; à droite et à gauche, des temples, des palais, des villas ; en avant des thermes, un monument important, orné de bas-reliefs et de sculptures, où venaient probablement aboutir les aqueducs. En arrière on aperçoit la belle plaine au milieu de laquelle coule le Cher (*Caris*).

Mais si la richesse de la ville est attestée par les ruines que

2

le hasard a fait découvrir, nous n'avons encore rien de précis
sur l'époque de sa fondation, ni sur la durée de son existence.
La mention qui est faite sur la *carte Théodosienne* (*Aquis-Neri*),
prouve seulement qu'elle est antérieure à la deuxième moitié
du IVᵉ siècle. Plusieurs destructions et réédifications ont eu
lieu, comme l'indiquent les bétons et carrelages superposés
que l'on rencontre, ainsi que les pierres taillées ou sculptées
employées comme matériaux dans la construction de certains
édifices. Au moyen âge, la ville réédifiée devait avoir une certaine importance : car la tradition qualifie de tour de Pépin
les restes d'une grande construction que l'on voyait encore
au siècle dernier, et une charte de ce roi est datée de Néris.
Aujourd'hui il ne reste d'autre trace de cette époque qu'une
église romane assez complète et bien conservée. Grégoire de
Tours parle aussi d'un couvent de filles qui existait encore de
son temps. Il dit, *in vita sancti Patrocli*, « que saint Patrocle
» y bâtit un oratoire, qu'il y mit des reliques de saint Martin,
» et il ajoute que saint Patrocle étant mort, le prêtre de ce
» lieu, qu'il qualifie *archipresbyter Nereensis vici*, à la tête
» d'une troupe de ses clercs, voulut aller enlever de force le
» corps du saint pour l'enterrer dans son village, d'où il était
» sorti quelque temps avant sa mort; mais dès que cet archi-
» prêtre aperçut le drap mortuaire, il fut saisi d'une telle
» frayeur qu'il n'eut plus la force d'exécuter le projet qu'il
» avait formé. Au lieu de penser à enlever le corps du saint,
» il se joignit avec les religieux qui faisaient l'enterrement
» et les accompagna jusqu'à l'abbaye de Colombières, où le
» corps de saint Patrocle fut enterré ainsi qu'il l'avait de-
» mandé. » (Lamartinière.)

Anciennement, la population de Néris devait être assez considérable ; Néris était un chef-lieu, comme le prouve l'inscription lapidaire portant les mots *Vicani Neriomagienses*, et
comme l'atteste aussi l'importance de ses thermes. M. Tudot

a eu l'ingénieuse idée de la calculer, en établissant une proportion (d'après leur dimension respective et basée sur le nombre de spectateurs qu'ils pouvaient contenir) entre son théâtre et celui de Pompéi, dont la capacité est déterminée. Mais il ne faut pas perdre de vue qu'il y avait à Néris une population flottante, et que le nombre de ses habitants devait varier suivant les différentes saisons de l'année.

A différentes époques du siècle dernier, et pendant le cours de celui-ci, après un long oubli, quelques auteurs donnèrent le résultat des découvertes dues au hasard pour la plupart du temps. Il résulte de leurs notices un ensemble précieux de renseignements sur l'existence de vestiges qui ne sont plus visibles aujourd'hui : renseignements qu'il faut accepter jusqu'à ce que d'autres recherches mettent à même de les compléter.

1° Le théâtre, dont on voit encore de grands restes (et dont une fouille, pratiquée en 1860, a démontré l'intérêt qu'il y aurait à en poursuivre d'autres), avait la forme d'un arc, et 168 mètres de circuit en dehors. M. de Caylus rapporte que le devant qui représente la corde de l'arc avait 68 mètres de longueur. Au milieu était une porte : le demi-cercle en offrait quatre autres, au sud-est, au sud, au nord, et au nord-est. L'épaisseur, y compris les gradins (*scalaria*), était d'environ 14 mètres. Il y avait un espace vide de 54 mètres dans sa plus grande largeur, sur 68 dans sa plus grande longueur. Il existait dans le demi-cercle dix tours carrées à égale distance les unes des autres. C'est sur les débris d'une de ces tours qu'a été construit, en 1857, le chalet qui regarde la plaine du Cher. Il la protége contre une ruine complète. Les fouilles de l'amphithéâtre ont procuré un grand nombre de colonnes unies qui attestent l'existence d'une galerie.

2° Le camp, de forme à peu près triangulaire, avait environ 546 mètres de pourtour (Barailon). Il était défendu, d'un côté, par un ravin profond ; de l'autre, par une levée en terre palissadée. Suivant un rapport de l'abbé Renaud, ancien curé de Néris, on aurait trouvé les traces de bois pourri indiquant cette palissade.

La découverte du camp est des plus importantes. — Dans tous les lieux où les Romains ont été fondateurs de villes, on trouve la trace des légions, à qui incombait toujours le premier travail de la colonisation. A Néris, on voit les restes de ce séjour des soldats de l'empire. La 8ᵉ légion, appelée Augusta, y a longtemps stationné. Des briques à rebords, trouvées en grand nombre dans le champ de la *Pelle* ou la *Palle*, portent cette inscription :

Leg . VIII . AUG . L . APPIO LEG
Legio octava Augusta Lucio Appio legato.

(La huitième légion [Augusta] sous le commandement de Lucius Appius.)

3° Plusieurs statues en bronze, en marbre et en pierre, notamment une Diane découverte vers 1755, au centre de Néris, une statue de l'Abondance enfouie près de l'emplacement dit du Palais, et plusieurs autres dont parle Caylus, ainsi que de nombreux débris de colonnes à proximité, font présumer l'existence de temples consacrés aux divinités.

4° On trouva, en 1776, une inscription dédiée aux chefs du gouvernement et à leurs divinités protectrices. L'abbé Renaud assure que les restes du temple auquel elle appartenait, furent découverts en 1784, en creusant les fossés de la route de Montluçon à Clermont.

NVMINIBVS
AVGVSTORVM
ET IVNONIBVS
VICANI
NERIOMAGIENSES

Cette inscription avait été placée, par les soins du docteur

Boirot-Desserviers, sur la porte de l'hôpital qui va au jardin. C'est de là qu'on aurait dû la transporter sous le péristyle de l'établissement thermal. Elle forme aujourd'hui l'une des curiosités du jardin de la Grenouillère pour la plus grande gloire du jardinier. Nous n'avons pas réussi à en obtenir la restitution.

5° D'autres restes d'inscription font présumer l'existence d'un temple dédié au Dieu tutélaire de Néris. M. Barailon a copié sur place plusieurs inscriptions portant :

NEVNERIO, OVH — OVHANNA, VISSO, VISSAGO

6° On croit, d'après le grand nombre de tombeaux qui y étaient réunis, que le champ situé à côté de la salle était destiné aux sépultures en commun.

7° Les thermes étaient situés au centre de la ville; les fondations en furent découvertes, en 1819, par M. l'ingénieur Lejeune, qui a dressé un rapport sur ce travail. A la profondeur d'environ $3^m,25$ au-dessous du niveau de l'ancien sol, on commença à trouver des maçonneries encore en place. La pièce principale offre la disposition et tous les détails de la construction d'une étuve (*calidarium* ou *laconicum*), comme ils existaient dans d'autres thermes romains. Les murs du pourtour étaient visiblement tapissés autrefois d'un système continu de tuyaux carrés en terre cuite placés verticalement, communiquant entre eux par des ouvertures latérales, et plongeant par le bas dans un vide qui occupait toute l'étendue de la pièce où ils recevaient la vapeur des eaux thermales.

Quant aux revêtements en marbre qui décoraient les murs, on n'a pu les reconnaître que par leur base qui, scellée fortement dans le pavé, a résisté aux efforts des dévastateurs.

Les pièces contiguës paraissent avoir été des piscines. Le pavé était en petits carreaux de marbre posés, sans doute, sur une aire de ciment ou de brique.

Tous les murs découverts dans cette fouille étaient de l'espèce de maçonnerie désignée par Vitruve sous le nom de *pseudisodomum*; les parements étaient formés alternativement de quelques rangs de briques et de quelques rangs de moellons.

Les colonnes trouvées dans le fossé de ceinture ont-elles appartenu à un temple? ont-elles appartenu à un portique? On penche vers cette dernière opinion.

8° En 1847, des fouilles opérées dans le pré de M. Lecointe ont montré de grandes piscines, dont les unes circulaires et les autres carrées, étaient accompagnées de portiques décorés de colonnes. Elles sont encore aujourd'hui sous la terre et le gazon qui les recouvrent.

9° En 1854, découverte de fragments divers, et notamment d'un fût de colonne avec chapiteau orné, trouvé dans les grandes vignes, au-dessous du théâtre.

10° En 1858, découverte d'une villa dans la propriété Dumoulin. Les fragments antiques, fûts de colonnes, bases, chapiteaux, fragments de statues, etc., ont été acquis par l'État et déposés dans le péristyle de l'établissement thermal.

11° En 1857, en creusant les fondations d'une maison dans la rue qui monte des bains à l'église, on découvrit plusieurs inscriptions relatives à la construction et à la décoration des fontaines et aqueducs de Néris. M. Esmonnot les a reconstituées avec soin. Elles sont aussi déposées dans la galerie de l'établissement thermal.

12° En 1859, substructions antiques et citerne trouvées dans la propriété de M. Du Creuzet. Le lieu dit le Péchin a fourni, à différentes reprises, une grande quantité de débris curieux. Il y aurait là des fouilles intéressantes à faire.

13° En 1860, des fouilles particlles faites sur l'emplacement des gradins du théâtre, mirent à découvert les arcades portant ces gradins. Ces fouilles prolongées au centre du théâtre donnèrent plusieurs fragments qui sont à l'établissement thermal, et notamment un petit groupe en pierre représentant des personnages assis très-bien conservés.

14° La même année, découverte sur l'emplacement appartenant à l'hôpital, d'une suite de bas-reliefs formant soubassement, et se rattachant probablement à l'arrivée des aqueducs. Ces objets ont été donnés à l'État, et sont déposés dans la galerie de l'établissement.

C'est aussi en 1860 qu'une reconnaissance des anciens aqueducs du bois du Quartier et du bois de Tigoulet, a été faite par M. Faugière, M. Esmonnot, architecte de l'établissement thermal, Pognon, ingénieur en chef, et de Laurès, médecin-inspecteur.

15° On a trouvé, la même année, sur le chemin de Montluçon à Commentry, deux fragments de statues antiques qui ont été également déposés à l'établissement.

16° En 1861, découverte de l'hypocauste d'une maison ou villa romaine, sur l'emplacement dit des petits Kars, ou Quarts, dans la propriété du sieur Rocques. Ces vestiges présentent d'importants documents sur le mode de construction des hypocaustes et de nombreuses traces de peintures à fresque. Plusieurs tuiles formant les supports, le plancher et les canaux ont été déposés à l'établissement.

17° En 1862, des fouilles dans un terrain voisin pratiquées par les soins de MM. Esmonnot et de Laurès, ont mis à découvert une grande partie des substructions d'un vaste édifice. —Plusieurs objets intéressants, trouvés à cet endroit, ont été déposés sous le péristyle de l'établissement. — Il y avait à côté et touchant à l'hypocauste, les fondations de quatre chambres contiguës les unes aux autres.

18° La même année, on a découvert sur l'emplacement du petit jardin de l'établissement, un tronçon de l'ancien aqueduc des eaux froides. Cet aqueduc est couvert de pierres, dont plusieurs, ornées de moulures, ont généralement fait partie d'un ancien édifice. L'une de ces pierres forme, d'un côté, couronnement d'un pilastre, et de l'autre, chapiteau d'une colonne adossée.

19° Diverses inscriptions recueillies à diverses époques sont encore conservées. D'après M. Tudot, l'une d'elles

C . ATT. MARCELL.

était la marque de fabrication du plombier Marcellus.

Une autre porte :

... IVL IVLI . EQ ...
... EX DECRETO ...
... BITORIATA ...

Une autre :

... NVIS FILIVS ...
... MENTIS FAL ...

Une troisième :

... P. B....
... MEN ...
... R. FLAMIN ...
... THERMA EP ...
... FLAMINIO ...

C'est à Néris, dit-il, que le cinquante-huitième cachet d'oculiste, datant de l'époque romaine, a été découvert. On sait que ces cachets ont, à très-peu d'exceptions près, été trouvés en France. Ce cachet est façonné dans une petite pierre grise dont le grain est très-fin. La surface presque carrée a, de côté, 52 millimètres, et 14 d'épaisseur. Les légendes gravées en creux occupent deux tranches opposées : sur l'une on lit :

... L IVL PROCVLI DIAMY ...
... SVS ADDIATHESIS ...

Sur la seconde :

... L. IVL. PROCVLI. DIAS ...
... MVRN. POST. IMP. EX. OVO. ...

20° Il faut réunir encore à ces témoins irrécusables du passé tous les objets que les fouilles nécessitées par les ouvrages de construction et même celles ordinaires des travaux de culture ont mis constamment à nu (restes de substructions de grands édifices, colonnes, chapiteaux sculptés, bas-reliefs décoratifs, statues en bronze, en pierre, vases, patères, urnes cinéraires, pierres gravées, stucs magnifiques, marbres de toutes couleurs, mosaïques, monnaies de toutes sortes, voies romaines qui allaient se rejoindre au village des Chorles, colonnes miliaires de Bruère, d'Alichamps, Drevaut, Chantelle, etc., etc.).

On peut juger, par le nombre et l'importance des résultats donnés par des fouilles faites, pour la plupart au hasard, et avec des ressources insuffisantes, de ce que l'on serait certain d'obtenir dans des fouilles ordonnées régulièrement, et avec une allocation convenable. Il faut attribuer, dit M. Barailon, le dernier saccagement de Néris aux Goths qui s'introduisirent dans le pays par la Bourgogne sur la fin du IV° siècle. Si l'on ne trouvait à chaque pas des preuves que Néris a longtemps subsisté après sa première dévastation, la dégénération de tous les ouvrages dont nous avons déjà parlé nous ferait croire qu'il est parvenu jusqu'au règne de Charles le Chauve, vers l'an 853, époque où les Normands ravagèrent la Marche, le Limousin, la Combraille, le Berry et l'Auvergne. L'aspect des richesses archéologiques déjà connues en 1806 lui avait inspiré les réflexions suivantes :

« On doit s'étonner, avec raison, de ce que l'on va si
» constamment chercher au loin ce que l'on a chez soi, pour
» ainsi dire, sous les yeux. On trouverait à Néris ce que l'on
» trouve dans les villes les plus anciennes, même dans celles
» qui ont été enfouies, les mêmes bâtiments, les mêmes
» distributions, les mêmes ouvrages, la même construc-
» tion. »

Je dois en grande partie ces renseignements à l'obligeance de M. Esmonnot, dont la présence à Néris, en qualité d'architecte de l'établissement thermal, l'a mis à même de recueillir, depuis une trentaine d'années, tant de documents précieux dont il se propose de faire ultérieurement la publication.

Sans remonter le cours des siècles pour savoir ce qu'était Néris au temps de Constantin II qui l'a ravagé, de Julien qui l'a restauré, des Normands qui l'ont aussi dévasté, arrivons de suite à l'époque où les eaux thermales, par le développement qu'elles prenaient, assignent au pays une certaine importance qu'il conserve encore aujourd'hui.

Au XVIIIe siècle, d'après M. Forichon, il n'y avait encore autour des sources que d'humbles logis avec quelques baignoires grossièrement établies dans le sol. L'eau y arrivait de la source par des conduites en briques, ou bien elle y était apportée à bras. Vers la fin de ce siècle, on vit des maisons plus vastes et plus commodes construites à la place de ces hôtelleries insuffisantes. Des baignoires faites avec des carreaux de faïence assemblés, furent installées dans des salles basses où les eaux venaient les remplir le matin pour le soir, et le soir pour le matin. Un appareil pour les douches, modestement composé d'un baquet et d'un tube, complétait l'outillage balnéaire. Les habitués de l'hôpital et les gens peu fortunés des pays environnants se baignaient dans le troisième des bassins qui recevait l'écoulement des eaux de la source. Pour eux, le baquet de la douche était simplement posé sur le mur d'enceinte.

L'intervention d'un médecin ne paraissait pas indispensable pour ordonner le traitement ou pour le modifier suivant certaines indications. On venait aux eaux beaucoup moins d'après les conseils des praticiens, que d'après les rapports des personnes qui en avaient fait usage, et à cette époque les eaux de Néris étaient employées presque exclusivement par les habitants des départements voisins, le Cher, la Nièvre, le Puy-de-Dôme, la Vienne.

Cependant, il y avait un intendant des eaux qui était chargé d'en surveiller l'application. Il habitait Montluçon, et deux ou trois fois la semaine il montait à Néris, dînait avec les étrangers tour à tour dans chaque hôtel, s'entretenait de leurs maux pendant le repas, et passait ensuite à l'hôpital où les sœurs lui montraient les malades qui, durant leur cure, éprouvaient quelques accidents. Quant au traitement par les eaux minérales, il marchait à peu près de lui-même, chacun allant, à sa guise, se macérer dans l'eau chaude avec plus ou moins de bénéfice. Cet état de choses dura jusqu'à l'époque où M. le docteur Boirot-Desserviers fut nommé médecin inspecteur des eaux de Néris. Il apporta au traitement des modifications utiles, fit établir dans sa maison une douche ascendante, et prescrivit le degré rationnel de la température des bains. On lui doit aussi l'addition des pommes d'arrosoir pour la douche ainsi que l'installation d'un appareil à fumigations.

C'est avec ce petit bagage que commencèrent, à ces sources salutaires, des cures remarquables qui devaient augmenter chaque année leur réputation. Sous la Restauration, l'aristocratie et le monde élégant s'y donnaient rendez-vous, et le moment était proche où les efforts de Boirot-Desserviers, aidés par les influences qu'il avait su conquérir, allaient doter Néris d'un établissement thermal. Un premier projet d'ensemble fut rédigé en 1819 par M. Lejeune, ingénieur des ponts et chaussées. Il devait se composer d'un parallélogramme de 60 mètres de longueur, sur 40 de façade, avec une cour intérieure de 40 sur 22 mètres de côté. Les deux ailes étaient réunies du côté du jardin par trois salons, et du côté de la place par un péristyle reliant entre eux deux pavillons. La cour était occupée par des réservoirs contenant l'eau minérale chaude et refroidie nécessaire aux différents services. Les travaux commencèrent la même année, et le 15 juin 1826, la première pierre hors terre fut posée par la Dauphine. En 1853, en achevant la construction du pavillon de l'aile gauche sur le jardin (ce pavillon est actuellement une dépendance du salon), on trouva scellée dans une pierre et à côté d'un vase contenant des pièces de monnaie, une plaque de cuivre portant :

L'AN DE GRACE 1826, ET LE TROISIÈME DU RÈGNE DE S. M. CHARLES X, LE 15 DU MOIS DE JUIN, SON ALTESSE ROYALE MADAME LA DAUPHINE A POSÉ LA PREMIÈRE PIERRE DES THERMES DE NÉRIS ; M. LEROY DE CHAVIGNY ÉTANT PRÉFET DU DÉPARTEMENT DE L'ALLIER, M. DE MIÉGEVILLE SOUS-PRÉFET DE L'ARRONDISSEMENT DE MONTLUÇON, M. DE PEUFEILHOUX MAIRE DE NÉRIS. M. BOIROT - DESSERVIERS MÉDECIN INSPECTEUR DES EAUX , M. LEJEUNE INGÉNIEUR DES THERMES, M. JOUARD CONDUCTEUR DES TRAVAUX, ET DUMOULIN ENTREPRENEUR.

Le vase contenant les monnaies et la plaque de cuivre ont été remis à la même place qu'ils occupaient. Les constructions de l'établissement thermal furent conduites d'abord avec la même activité des deux côtés, mais l'aile gauche, arrivée à peine au tiers de sa hauteur, fut abandonnée en 1827, et l'aile droite fut seule continuée. Elle fut terminée et livrée au public en 1838. En 1832, sous la direction de MM. Nollet et Agnéty, architectes, on opéra la reconnaissance et la captation des sources minérales, qui furent séparées de l'eau commune. Ce projet d'aménagement des eaux de Néris, effectué sous l'inspection de M. de Falvard-Montluc, reçut en 1835 l'approbation de l'administration. En 1837, M. Agnéty fut chargé de l'aménagement des eaux dans l'aile droite. Ce fut cette même année (1837), que M. Bineau, rapporteur de la commission du budget, concluait devant la Chambre des députés à la suppression définitive de tous les travaux en voie d'exécution à Néris, en disant que les plans avaient été jusqu'alors mal conçus, mal ordonnés, et que l'État serait entraîné dans des dépenses considérables, sans atteindre le but qu'il s'était proposé. Heureusement ses conclusions ne furent pas adoptées.

En 1838, un nouveau plan pour l'achèvement de l'édifice modifié dans ses principales dispositions fut rédigé de concert entre M. le docteur de Falvard-Montluc, M. Rohault, ingénieur hydraulicien, nommé par le ministre, M. Agnély, architecte du département de l'Allier, et M. Esmonnot. La destination de la cour intérieure où devaient être placés les bassins d'approvisionnement d'eau minérale fut changée ; les étuves, les piscines tempérées et les piscines chaudes y furent élevées sous la direction de M. Esmonnot. Le conseil des bâtiments civils, en autorisant ces nouvelles constructions, en fixa la dépense au chiffre de 356 000 francs. Elles ne furent livrées à l'exploitation qu'en 1848.

En 1853, les travaux de l'aile gauche, interrompus depuis 1827, furent repris, et l'achèvement de l'établissement fut complété par l'édification des salons, de la galerie des dames et du péristyle, moyennant la somme de 236 000 francs.

En 1859, le petit établissement fut rebâti sur l'emplacement où il existait primitivement. Afin de lui donner tout le développement convenable, l'hôtel Berger et les terrains environnants avaient été indiqués comme étant les plus propres à sa nouvelle installation, en raison du voisinage des sources, du niveau du sol, de la proximité de l'hôpital, etc. La place publique se serait trouvée en même temps dégagée. Mais l'allocation des fonds accordés pour la dépense ne put être augmentée, et les travaux furent commencés et terminés de la saison de 1859 à celle de 1860. On vient d'achever, cette année (1869), une réparation bien urgente dans la galerie des hommes, en démolissant la voûte qui supportait les bassins d'approvisionnement d'eau pour les douches, en pratiquant l'éclairage par de grandes ouvertures, et en installant une distribution plus commode de l'eau minérale à l'aide de deux conduites placées parallèlement l'une à côté de l'autre.

Les allocations de fonds inscrites au budget du Ministère de l'agriculture et du commerce pour les constructions exécutées de 1819 à 1869 s'élèvent à la somme de 999 919 fr. ainsi composée :

De 1819 à	1837	469 242
—	1843	75 000
—	1845	50 000
—	1853	70 000
—	1854	70 000
—	1855	60 000
—	1856	50 000
—	1865	140 000
—	1868	15 677

Lorsque la loi du 24 août 1793 fit entrer les propriétés communales dans le domaine de l'État, les sources furent affermées à des prix progressivement croissants. La ferme était adjugée pour une période de trois années consécutives. Le prix de rapport fut successivement de 1000 à 1200, 1800, 2400 francs, et enfin pendant les trois dernières années de ce genre d'exploitation (1826, 1827 et 1828), il fut augmenté jusqu'à 5000 francs. Le fermier délivrait à chaque malade un abonnement de 22 francs pour la saison, ou bien il faisait payer le bain 1 fr. 50, et la douche 1 franc. Chaque hôtelier percevait ces droits sur les étrangers qu'il logeait et en était comptable envers le fermier. Ce système de fermage cessa en 1829, époque à laquelle les eaux furent mises en régie.

Le tableau suivant fait connaître d'un seul coup d'œil le mouvement de la population des malades depuis 1826 jusqu'en 1868, et la différence dans les produits obtenus pendant la même période de temps.

État du nombre des malades venus à Néris depuis 1826, jusqu'en 1868.
Recettes et dépenses.

ANNÉES.	NOMBRE DES MALADES.	PRODUIT DES EAUX.		DÉPENSES.
		FR.	C.	
1826............	305	5 000		»
1827............	301	5 000		»
1828............	230	5 000		»
1829............	324	6 620	70	»
1830............	385	6 077	30	»
1831............	430	7 133	80	»
1832............	364	6 071	50	»
1833............	522	9 461	80	»
1834............	527	9 115	25	»
1835............	557	10 601		»
1836............	641	11 653	55	»
1837............	507	8 722	25	»
1838............	578	13 507	80	»
1839............	649	15 202	50	»
1840............	717	15 966	45	»
1841............	780	17 602	45	»
1842............	941	21 472	25	»
1843............	766	19 152	15	»
1844............	894	22 538	60	»
1845............	888	23 196	60	»
1846............	968	24 378	25	»
1847............	838	21 581	95	»
1848............	547	14 165	45	»
1849............	852	22 894	45	»
1850............	1037	27 772	75	»
1851............	1023	26 698	55	»
1852............	1025	26 458	95	»
1853............	1036	27 379	10	»
1854............	948	26 308	50	»
1855............	1017	27 498	95	»
1856............	1227	31 794		25 486
1857............	1218	31 796		34 870
1858............	1204	33 192		36 930
1859............	1356	37 566		38 705
1860............	1490	44 351		40 638
1861............	1764	47 905		38 075
1862............	1513	36 695		48 010
1863............	1579	39 009		46 990
1864............	1509	38 903		39 930
1865............	1547	40 719		40 486
1866............	1450	39 388		39 603
1867............	1229	32 955		37 633
1868............	1315	36 628		38 824
		490 951		506 180

Il y a donc, en 13 années, de 1856 à 1868, une somme de
15 229 francs pour représenter l'excédant des dépenses sur
les recettes. Il faut y ajouter aussi, dans la même période de
temps, les diverses allocations qui ne figurent pas au budget
ordinaire, et qui se montent à la somme de 305 677 francs.

Cependant la progression des malades qui se rendent
chaque année à Néris a été constante, elle doit nécessairement
augmenter encore lorsque les moyens de communication
seront complétés et quand Montluçon deviendra un point
central où aboutiront presque tous les chemins de fer de la
France. Une statistique récente, disait M. Mêlier, inspecteur
général des services sanitaires, a prouvé que l'accroissement
des malades dans les stations thermales était en raison
directe de la facilité des communications, et le moment de
son plus grand développement coïncidait surtout avec l'ouverture des chemins de fer.

Altitude. — Population, etc. — Aujourd'hui Néris est un
bourg de 2180 âmes, assis sur le plateau d'une montagne
dont le côté qui s'incline à l'ouest descend vers les sources
minérales. C'est sur ce versant que les habitations sont construites en assez grand nombre.

Il se trouve à 7426 mètres dans le sud, 34° 18' est du milieu
de la ville de Montluçon, à 46° 17' 8'' de latitude et 0° 19' 17''
est de longitude.

Son élévation au-dessus du niveau de la mer peut être
évaluée à 260 mètres environ, celle du sol de l'horloge de
Montluçon ayant été établie à 228 mètres.

Climat. — Le climat de Néris est salubre. Le froid n'y est
vif qu'en hiver. Après les grandes pluies, l'eau se tamise facilement à travers un sol perméable qui ne garde jamais
trace d'humidité. Il faut chercher ailleurs que dans les conditions climatologiques l'influence qui y détermine une constitution en quelque sorte endémique, et rend les habitants

du pays tributaires de la disposition catarrhale du lympha-
tisme ou de la scrofule. L'habitation dans des lieux malsains,
où l'air et la lumière n'ont pas un libre accès, la nourriture
insuffisante, etc., figurent au premier rang parmi les causes
propres à engendrer ces maladies durables, dont les ma-
nifestations principales sont la susceptibilité bronchique,
l'engorgement des ganglions lymphatiques, les gonflements
articulaires et osseux, les ophthalmies, les otorrhées chroniques.

Les tableaux suivants, qui indiquent les principaux caractères de l'état atmosphérique en 1852, 1856, 1861 et 1864
pendant les mois de la saison thermale, montrent que la
température n'est pas sujette à de brusques variations. Durant une période de 20 années, je n'ai noté qu'une seule fois
au mois de septembre — 0° centigrade à 6 heures du matin
et + 24° centigrades, dans la même journée, avec orage et
pluie. Les vents du nord et du nord-est soufflent assez souvent
en été, et viennent tempérer, par une brise permanente, la
chaleur de l'atmosphère.

Tableaux indiquant les variations de l'état atmosphérique
pendant la saison thermale de 1852, 1856, 1861 et 1864.

1852

MOIS ET TEMPS.	VENTS.	TEMPÉRATURE ATMOSPHÉRIQUE.		
		A sept heures du matin.	A midi.	A sept heures du soir.
	fois.	Centigr. fois.	Centigr. fois.	Centigr. fois.
Juin. Beau ... 16 fois. Couvert.. 3 Pluvieux. 11	N ... 1 S.... 1 O. .. 19 N.-E. 1 N.-O. 2 S.-O. 6	12°.... 2 13..... 8 14..... 7 15..... 5 16..... 2 17..... 6	15°.... 2 16..... 7 17..... 4 18..... 3 19..... 3 20..... 2 21..... 2 22..... 2 13..... 3 24..... 2	12..... 4 14..... 5 14..... 5 16..... 6 17..... 2 18..... 3 20..... 3 21..... 2
Juillet. Beau ... 16 fois. Couvert.. 12 Pluie ... 3	N ... 1 E.... 22 S ... 1 O ... 2 N.-E. 1 S.-E. 2 S.-O. 1	13..... 2 14..... 1 15..... 4 16..... 2 17..... 4 18..... 2 19..... 2 20..... 6 21..... 3 22..... 1 23..... 2 24..... 2	19..... 2 20.... 7 21..... 5 22..... 2 23..... 3 24..... 1 25..... 2 26..... 7 27..... 1 28..... 1	14..... 1 17.... 1 18..... 4 19..... 4 20..... 5 21..... 3 22..... 4 23. ... 2 24..... 2 25..... 1 26..... 1 27..... 1 28..... 2
Août. Beau.... 8 fois. Couvert.. 10 Pluvieux. 13	N ... 2 E... 2 S ... 4 O ... 19 N.-O. 2 S.-O. 2	13..... 6 14..... 4 15..... 5 16..... 4 17..... 6 18..... 3 19..... 3	14..... 1 15..... 2 17..... 3 18..... 6 19..... 3 20..... 6 21..... 2 22..... 4 23..... 2 25..... 1 28..... 1	11..... 2 14..... 4 15..... 3 16..... 5 17..... 2 18..... 5 19..... 3 20..... 4 23..... 3

1856

MOIS ET TEMPS.	VENTS.	TEMPÉRATURE ATMOSPHÉRIQUE.		
		A six heures du matin.	A midi.	A six heures du soir.
	fois.	Centigr. fois.	Centigr. fois.	Centigr. fois.
Juin. Du 16 au 30. Beau ... 3 fois. Couvert.. 7 Pluvieux. 6	N... 1 E... 2 O... 8 N.-O. 4 S.-O. 1	13..... 2 14..... 2 15..... 4 16..... 4 17..... 3 19..... 1	18..... 5 19..... 2 21..... 2 22..... 3 24..... 3 25..... 1	14..... 1 16..... 1 17..... 2 18..... 2 20..... 2 21..... 3 22..... 3 23..... 1 24..... 1
Juillet. Beau ... 19 fois. Couvert . 8 Pluvieux. 4	N... 4 S... 7 O... 9 N.-O. 4 S.-E. 2 S.-O. 5	15..... 3 16..... 6 17..... 3 18..... 3 19..... 6 20..... 3 21..... 1 22..... 3 23..... 2 24..... 1	19..... 1 20..... 3 21..... 4 22..... 3 23..... 4 24..... 5 25..... 2 26..... 5 27..... 1 28..... 1 30..... 1 31..... 1	17..... 2 18..... 4 19..... 4 20..... 2 21..... 5 22..... 3 23..... 3 24..... 2 25..... 3 26..... 2 27..... 1
Août. Beau ... 15 fois. Couvert . 11 Pluvieux. 5	N... 11 E... 1 S... 6 O... 8 N.-O. 3	14..... 5 15..... 3 16..... 9 17..... 5 18..... 3 19..... 4 22..... 1 25..... 1	17..... 1 18..... 5 19..... 5 20..... 4 21..... 4 22..... 5 23..... 2 24..... 1 26..... 3 29..... 1	16..... 4 17..... 7 18..... 7 19..... 2 20..... 3 21..... 4 23..... 2 24..... 2
Septembre. Du 1er au 11. Beau... 3 fois. Couvert . 4 Pluvieux. 4	N... 2 E... 1 S... 2 O... 6	14..... 2 15..... 2 16..... 4 17..... 2 18..... 1	15..... 2 16..... 3 18..... 1 20..... 3 22..... 2	14..... 3 15..... 1 16..... 1 17..... 1 18..... 2 19..... 2 20..... 1

1861

| MOIS ET TEMPS. | VENTS. | TEMPÉRATURE ATMOSPHÉRIQUE. | | |
		À six heures du matin.	À midi.	À six heures du soir.
	fois.	Centigr. fois.	Centigr. fois.	Centigr. fois.
	N... 7	11°.... 2	14°.... 1	13°.... 2
	E... 3	12..... 1	15..... 2	14..... 3
	O... 14	13..... 1	16..... 2	15..... 3
	N.-O. 3	14..... 4	17..... 3	16..... 6
	S.-O. 3	15..... 3	18..... 5	17..... 1
		16..... 2	19..... 2	18..... 1
Juin.		17..... 6	21..... 4	19..... 4
		18..... 1	22..... 2	20..... 1
Beau... 13 fois.		19..... 2	25..... 2	21..... 1
Couvert.. 7		20..... 1	26..... 1	22..... 2
Pluvieux. 10		21..... 1	27..... 2	23..... 1
		23..... 2	28..... 3	24..... 1
		24.... 3	30..... 2	25..... 3
		26..... 1		26..... 1
				27..... 1
	N... 11	17..... 2	21..... 1	18..... 3
	S... 1	18..... 2	22..... 4	19..... 2
Juillet.	O... 6	19..... 5	23..... 1	20..... 3
	N.-E. 11	20..... 4	24..... 3	21..... 3
Beau.... 16 fois.	N.-O. 1	21..... 9	26..... 7	22..... 4
Couvert. 12		22..... 2	27..... 7	23..... 6
Pluvieux. 2		23..... 3	28..... 6	24..... 7
		24..... 2	29..... 2	25..... 3
		25..... 1		
	N... 7	13..... 1	15..... 1	14..... 2
	S... 8	14..... 1	18..... 2	16..... 2
	O... 10	17..... 3	20..... 3	18..... 3
	N.-O. 5	19..... 6	22..... 2	20..... 3
Août.	S.-O. 1	20..... 2	23..... 3	21..... 3
		21..... 4	24..... 1	22..... 5
		22..... 3	25..... 3	23..... 4
Beau... 18 fois.		23..... 3	26..... 2	24..... 4
Couvert. 5		24..... 5	27..... 3	25..... 3
Pluvieux. 8		25..... 3	28..... 2	26..... 2
			29..... 1	
			30..... 3	
			31..... 5	
	N... 4	13..... 2	18..... 2	15..... 2
Septembre.	E... 2	14..... 1	19..... 2	16..... 3
Du 1er au 15.	S... 4	15..... 2	20..... 5	18..... 5
	O... 5	16..... 1	21..... 4	19..... 2
Beau... 7 fois.		17..... 3	22..... 2	20..... 2
Couvert.. 7		18..... 3		21..... 1
Pluie... 1		19..... 2		

1864

MOIS ET TEMPS.	VENTS.		TEMPÉRATURE ATMOSPHÉRIQUE.					
			A six heures du matin.		A midi.		A six heures du soir.	
		fois.	Centigr.	fois.	Centigr.	fois.	Centigr.	fois.
Juin. Beau.... 9 fois. Couvert . 7 Pluvieux. 14	N... 8 E... 1 S... 1 O... 9 N.-O. 2 S.-O. 9		13º.... 1 16..... 1 17..... 7 18..... 4 19..... 7 20..... 7 21..... 3		18º.... 2 19..... 3 20..... 3 21..... 4 22..... 5 23..... 5 24. ... 3 25..... 3 26..... 2		16..... 3 17..... 3 18..... 3 19..... 6 20..... 4 21..... 7 22..... 4	
Juillet. Beau.... 18 fois. Couvert . 5 Pluvieux. 8	N... 9 E. ... 5 S... 2 O.... 6 N.-E. 1 S.-O. 8		16..... 2 17..... 4 19..... 4 20..... 4 21..... 5 22..... 5 23..... 5 24..... 2		20..... 1 21..... 1 22..... 2 23..... 4 24..... 6 25..... 2 26..... 2 27..... 5 28..... 6 29..... 2		19..... 3 20..... 3 21..... 5 22..... 4 23..... 6 24..... 4 25..... 4 26..... 2	
Août. Beau... 20 fois. Couvert . 3 Pluvieux. 8	N... 18 E... 4 S... 3 O... 3 N.-O. 2 S.-O. 1		13..... 2 14..... 1 15..... 3 16..... 2 17..... 3 19..... 4 20..... 3 21..... 6 22..... 2 23..... 2 24..... 2 25..... 1		16..... 1 17..... 1 19..... 2 20..... 1 21..... 2 22..... 3 23..... 3 24..... 2 25..... 4 26..... 1 27..... 3 28..... 3 29..... 2 30..... 3		14..... 1 15..... 1 16..... 2 17..... 2 18..... 5 19..... 1 20..... 5 22..... 2 23..... 2 24..... 4 25..... 3 26..... 3	
Septembre. Du 1er au 15. Beau. .. 6 fois. Couvert.. 3 Pluvieux. 6	N... 2 S... 5 O... 2 N.-O. 2 S.-E. 1 S.-O. 3		15..... 1 16..... 1 17.. .. 2 18..... 1 19..... 1 20..... 5 21..... 1 22..... 2 24..... 1		18..... 1 19..... 2 21..... 2 22..... 3 23..... 2 24..... 2 25..... 1 27..... 1 29..... 1		15..... 1 16..... 2 17..... 1 18..... 3 19..... 2 21..... 3 24..... 2 25..... 1	

Nous avons ressenti, à Néris, deux tremblements de terre à 10 années d'intervalle : l'un le 26 juin 1857, à 2 heures 12 minutes du matin, et l'autre le 15 septembre 1867, à 5 heures du matin. Le 26 juin, par un temps chaud et pluvieux, il y eut deux secousses, dont la première, très-forte et de courte durée, mit en mouvement, dans l'intérieur des chambres, tous les objets mobiliers, et réveilla le plus grand nombre des habitants du pays ; la seconde, beaucoup moins violente, entre 10 et 11 heures du matin, ne fut sensible que pour quelques personnes. Aucune altération appréciable ne fut remarquée du côté des sources.

Le 15 septembre 1867, la secousse fut de moyenne intensité et de courte durée. Elle ressemblait à celle qu'eût produit une lourde voiture en passant avec rapidité sur des pavés inégaux. Le temps était magnifique ; les sources n'éprouvèrent non plus aucun changement.

Nature du sol. — Le sol de Néris est essentiellement primitif et compacte. On y observe plusieurs espèces de granits, dans lesquels le mica, le quartz et le feldspath affectent des proportions et des formes différentes. On rencontre plus particulièrement le granit à grains fins mélangé au gneiss, le granit porphyroïde gris ou rosé et le spath fluor avec coloration verdâtre ou violacée. En faisant les fouilles où se trouvent actuellement les pompes qui servent à l'alimentation de l'établissement thermal, on a trouvé dans le granit des *mouches* nombreuses de galène (sulfure de plomb) et d'assez belles géodes de fluorure de calcium. Ce dernier fait, rapproché d'une assez grande quantité de fluor dans les eaux, a joué un rôle assez important dans les phénomènes contemporains des eaux de Néris (de Gouvenain).

Les sources minérales prennent naissance au point de jonction de la pegmatite et du granit porphyroïde, (Lefort de Gouvenain). Elles sont situées dans un pli de terrain circonscrit par trois exhaussements du sol, et qui s'ouvre, au nord, sur la route impériale de Paris à Nîmes. L'horizon de la vallée est très-borné. Il faut atteindre les plateaux qui la surmontent pour jouir d'une perspective assez étendue.

SOURCES THERMALES

On a l'habitude de compter plusieurs sources à Néris ; mais il n'existe réellement qu'une seule nappe d'eau minérale, et son niveau semble régler celui des autres sources. Elle est captée dans six puits différents qui occupent un espace de 15 mètres de longueur sur 5^m,50 de largeur.

Le dessin ci-annexé représente exactement la position qu'ils occupent les uns par rapport aux autres.

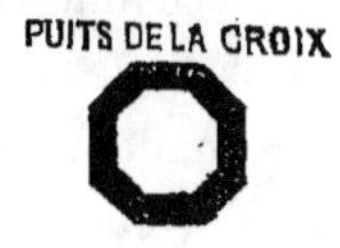

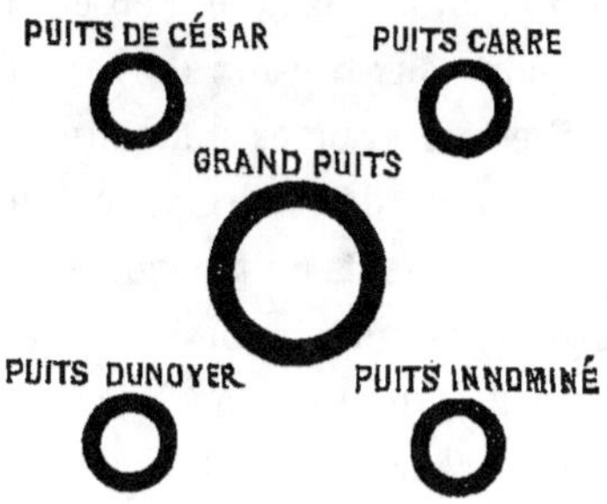

Le puits de la Croix sert de buvette et de fontaine publique. Le Grand Puits fournit aux besoins des deux établissements thermaux,

Lorsque la machine à vapeur met en mouvement la pompe aspiratoire destinée à élever l'eau dans les bassins réfrigérateurs, son niveau baisse de 50 à 80 centimètres.

Philippe, dans son mémoire daté de 1786, dit que le 1er novembre 1757 une source nouvelle jaillit pour la première fois avec impétuosité. Dans ce moment, toute l'eau des puits et des bassins se troubla, franchit ses limites et se répandit aux environs en exhalant des vapeurs sulfureuses fort épaisses. Ce ne fut qu'au bout de huit jours que les choses rentrèrent dans leur état naturel.

Il s'agit probablement de la même source dont parle Boirot-Desserviers, qui a paru le 10 novembre 1755, à une heure du matin, lors du tremblement de terre de Lisbonne. A la suite d'une explosion souterraine, il jaillit aussitôt de cette source une colonne d'eau qui s'éleva à 3 ou 4 mètres de hauteur et se soutint pendant quelques secondes. Le volume de l'eau dans le bassin thermal fut prodigieusement augmenté. Elle prit une couleur laiteuse, les fondements du Grand Puits furent emportés, et la source nouvelle se creusa à ses pieds en bassin plus vaste et plus profond. Le curé Renaud, qui fut témoin de cet événement, prétend qu'il y eut une semblable irruption en 1759. S'il y en avait eu encore une autre en 1757, il n'est pas douteux qu'il n'en eût fait mention.

Avant les nouveaux travaux de captation qui furent exécutés au milieu de grandes difficultés, on ne connaissait, à Néris, que le puits de la Croix, le Puits Carré et le Grand Puits. Plus récemment, on a découvert le puits de César, le puits Dunoyer et le puits innominé. Il n'est pas trace, aujourd'hui, de la source nouvelle à 42 degrés Réaumur dont parle M. Boirot-Desserviers, et qui fut mise à jour sur la partie de l'ouest lorsqu'on fit les fondations du nouvel établissement thermal. La duchesse de Berry avait donné l'autorisation qu'on la consacrât au duc de Bordeaux; mais rien n'a été fait pour perpétuer ce souvenir. Les constructions nouvelles du petit établissement thermal cachent actuellement tous les puits. Une ouverture pratiquée dans le dallage de l'anti-chambre des étuves permet de voir en partie le Grand Puits, qui était à ciel ouvert jusqu'en 1859. J'espère qu'il sera bien-tôt dégagé des matériaux qui l'obstruent et le dérobent à la curiosité des étrangers.

Volume de la source — Le volume de la source de Néris de-vait être anciennement bien considérable, d'après ce passage du manuscrit de Nicolas de Nicolay (1567) : « L'eau qui décolle » des baings faict un petit ruisseau, lequel, entre vallées pro-» fondes et tortueuses, après avoir faict meuldre treize mou-» lins, tournant tout court à senestre, à un quart de lieue » audessoubz de Montluçon, se va desgorger dans le Cher. »

Il y a un siècle environ (1766), Michel écrivait dans son mémoire sur les eaux de Néris : « Les eaux s'écoulent conti-» nuellement dans la campagne en si grande abondance que, » pendant les plus grandes sécheresses, elles donnent assez » d'eau pour faire moudre sept moulins. »

Vingt ans plus tard (1786), on retrouve la même assertion dans un travail publié par Philippe : « L'eau minérale fournit » à sept moulins construits sur son passage dans une étendue » de presque 500 toises. »

Il est probable qu'alors comme aujourd'hui, l'eau minérale suivait la même direction dans la pente de la vallée et venait se mélanger à l'eau du ruisseau qui mettait les moulins en mouvement.

En 1822, le docteur Boirot-Desserviers évalue le volume de la source à 25 ou 30 pouces cubes environ. Il ne varie, dit-il, dans aucune saison.

En 1841, le docteur de Falvard-Montluc l'estimait à 965 mè-tres cubes en 24 heures.

Dans le *Manuel des Eaux minérales* de MM. Patissier et

Boutron-Charlard, il est porté à 1000 mètres cubes dans le même espace de temps.

En 1851 et 1854, je me suis assuré, par un jaugeage répété à trois reprises différentes, que la source fournissait un peu plus de 900 mètres cubes en 24 heures. En 1857, en 1864, de nouvelles recherches m'ont rapproché de 1000 mètres cubes.

En 1857, M. J. Lefort, dans son rapport à la Société d'hydrologie médicale de Paris, disait que le débit général des eaux de Néris n'avait jamais été déterminé d'une manière rigoureuse. On l'évalue seulement à 1000 ou 1100 mètres cubes en 24 heures,

M. le docteur Rotureau, dans son ouvrage publié en 1859, ne fait pas mention du volume de la source.

Enfin, en 1866, M. de Gouvenain, ingénieur des mines du département de l'Allier, s'est rendu compte très-exactement du débit de la source de Néris, qu'il évalue à 1000 mètres cubes *lorsque le niveau de l'émergence est très-élevé; mais si l'on vient à baisser ce niveau, le débit augmente beaucoup.* Les pompes alimentaires établies pour l'approvisionnement des bassins de réfrigération donnent facilement 20 litres par seconde, soit 1700 mètres cubes par 24 heures *avec un niveau d'émergence qui n'est encore qu'à 1 mètre ou 1^m,50 en contre-bas du sol dallé du petit établissement.*

Au fond même du Grand Puits, *le débit* (qu'on n'a pas cherché à apprécier) *doit être énorme.*

Propriétés physiques. — Température. — Parmi les propriétés physiques des eaux minérales, celle de leur température élevée est, à coup sûr, la plus digne d'être remarquée. Les expériences de M. Walferdin ont établi que la chaleur terrestre croît, de la superficie du sol à 550 mètres, de 1 degré par 30 ou 31 mètres; mais, de 550 à 800 mètres, cet accroissement est plus rapide, puisqu'un degré centigrade ne correspond plus qu'à 23^m,6 (Lefort).

M. Lecoq, dans son excellent *Traité des eaux minérales du massif central de la France*, dit que les eaux minérales peuvent accuser différents degrés de thermalité, bien que l'on n'ait pas encore d'expériences assez précises pour connaître la marche régulière ou irrégulière de ces variations.

A côté de la diminution, vient se placer l'augmentation dans la température de l'eau. La chaleur des eaux de Néris, étudiée depuis 1766 jusqu'à nos jours, aurait subi de grandes oscillations, à en juger par les degrés thermométriques relevés à différentes époques et ramenés tous à la division centigrade.

	Grand Puits.	Puits de la Croix.
Michel (1766)...............	78 centigr.	73 5/10
Philippe (1786)............	54	45 5/10
Boirot de Desserviers (1822).	49	48
De Falvard-Montluc (1851)..	53 7/10	54
Le Bret (1850)............	52 7/10	52 2/10
Forichon (1853)...... vers	53	
De Laurès (de 1851 à 1854).	52 7/10	de 51 8/10 à 52 3/10
Lefort (1858).............	52	51 2/10
Rotureau (1859)...........	53,9	52,2
De Laurès (1861, 64 et 68.	52 et 52 5/10	entre 51 et 51 5/10

En admettant comme rigoureuses les observations précédentes, il faudrait en conclure :

1° Que le Grand Puits a toujours fourni de l'eau minérale offrant quelques degrés de température de plus que celle du puits de la Croix;

Que de 1766 à 1864, c'est-à-dire dans une période de quatre-vingt-dix-neuf ans, la température du Grand Puits a baissé de 26 degrés, et celle du puits de la Croix de 23 degrés ;

3° Que cet abaissement n'a pas été progressif, mais qu'il a subi des observations alternatives en plus ou en moins. Ainsi, de 1767 à 1786, il y a eu une déperdition de 24 degrés. Cette

déperdition a augmenté de 5 degrés de 1786 à 1822 ; de telle
sorte que, pendant trente-six ans, la chaleur de l'eau minérale était de 20 degrés plus faible qu'en 1766 ; puis, de 1822
à 1859, elle s'est relevée de 49 à 53 degrés, pour perdre 1 degré de 1859 à 1868.

C'est précisément parce que la chaleur des eaux, à moins
de circonstances exceptionnelles, a de la tendance à diminuer, que j'ai cherché à établir aussi rigoureusement que possible celle de la source de Néris par des observations commencées en 1851 et continuées avec beaucoup d'exactitude
jusqu'en 1868.

L'instrument dont on se sert pour vérifier la température
d'une eau minérale a une grande importance sur le résultat
de l'opération. Le thermomètre *a maxima* et *a minima* de
M. Walferdin n'a pas été mis en usage parmi nous. M. Lefort
a eu recours à un thermomètre d'une grande précision qu'il
emploie ordinairement pour les expériences de cette nature.
M. Le Bret et moi-même avions à notre disposition le thermomètre distribué dans plusieurs stations thermales par les soins
de la commission des eaux minérales à l'Académie de médecine. J'ai étudié la température des sources pendant la saison
thermale seulement, à six heures du matin, à midi et à six
heures du soir. Les expériences de M. Le Bret ne se rapportent qu'à l'année 1850 ; les miennes ont été poursuivies de
1851 à 1868, et, en fin de compte, nous sommes arrivés à
des différences de température insignifiantes à ce degré de
l'échelle thermométrique, et qui prouvent qu'actuellement
l'état de la température des sources de Néris est stationnaire.

Quant aux observations faites par Michel sur le même
sujet, elles nous commandent une grande réserve d'appréciation. « J'ai plongé, *dit-il,* dans l'eau minérale un thermo-
» mètre construit d'après les principes de M. de Réaumur.
» Il est monté au 65ᵉ degré dans le Grand Puits et au 63ᵉ

» dans la source appelée puits de la Croix. » Plus loin, il
ajoute : « Le troisième bassin est nommé le bain des Pau-
» vres. Il a 3 pieds 1/2 à 4 pieds de profondeur. Le ther-
» momètre y est monté au 60° degré. Les personnes les
» plus robustes ne peuvent soutenir ce bain plus de vingt
» minutes. » La tolérance d'un pareil bain, pendant vingt
minutes, nous fait au moins douter de l'exactitude du thermomètre dont Michel s'est servi pour ses expériences. Je ne me
suis attaché qu'à bien établir la température du puits de la
Croix et du Grand Puits. Mais M. Lefort a relevé avec beaucoup de soin celle des quatre autres puits : les deux situés
entre le Grand Puits et le puits de la Croix donnent, celui de
droite, de l'eau à 49 degrés centigrades et celui de gauche
de l'eau à 43 degrés centigrades. — Dans les deux autres
puits qui étaient placés entre le Grand Puits et le petit établissement, l'eau du puits de droite marquait 51 degrés centigrade et celle du puits de gauche 49 degrés centigrades.
L'eau du puits du Petit Jardin était à 27 degrés centigrades.

Un trouble très-grand fut apporté dans le débit et la température des eaux de Néris lors du tremblement de terre de
Lisbonne.

Le volume des sources de Bourbon-l'Archambault, déjà
considérable, augmenta à cette époque, et les eaux débor-
dèrent les puits qui les contenaient, mais leur température
diminua.

Le plus ordinairement, les altérations occasionnées par les
tremblement de terre, dans la température des eaux, ne sont
que momentanées, et au bout de quelques semaines, de quelques jours ou même de quelques heures, la source a repris
ses habitudes ordinaires (Lecoq).

Il ressortirait des observations précédentes que l'eau des
deux sources de Néris a conservé une température à peu près
constante de 1841 à 1868.

Michel et Boirot-Desserviers prétendaient que l'eau de Néris
est plus longue à se refroidir que l'eau ordinaire. J'en ai
puisé à la source qui marquait 52 degrés, et j'ai commencé
à la faire chauffer en même temps que de l'eau ordinaire,
alors que le thermomètre indiquait, pour les deux, 45 degrés
centigrades. Elles sont arrivées à 100 degrés dans le même
intervalle de temps. Cependant la manière dont le calorique
est combiné avec l'eau minérale lui imprime, par rapport à
nos organes, des qualités toutes particulières. Il est évident
que, bue à 52 degrés, elle ne détermine pas sur la muqueuse
buccale l'impression presque douloureuse qu'y produirait de
l'eau douce portée au même degré par les procédés ordinaires de chauffage. En ce qui concerne le refroidissement
de l'eau minérale et de l'eau douce, je n'ai trouvé aucune différence appréciable au thermomètre.

Électricité. — On s'est beaucoup occupé, dans ces derniers
temps, du rôle de l'*électricité dans l'action produite par les
eaux minérales*, et on a cherché à bien établir la part qui lui
revenait dans la médication thermale. Des expériences n'ont
pas encore été faites à Néris pour fixer les conditions d'existence de l'électricité dans les eaux, ses rapports avec la température et les sels qu'elles tiennent en dissolution, l'origine,
l'intensité et la direction des courants, etc., etc. M. le docteur Scoutetten, à qui revient l'honneur d'avoir agité cette
intéressante question, attribue à *toutes* les sources minérales
une électricité dynamique que les eaux de Néris doivent pos-
séder aussi bien que les autres. Pendant que le corps est im-
mergé dans le bain, les réactions électriques déterminent un
courant positif, c'est-à-dire que le courant part de l'eau, qui
devient *négative* pour se diriger vers les liquides du corps.
Dans ce cas, l'eau joue le rôle *de base*, et nos liquides celui *de
l'acide*. Selon lui, *toutes les eaux minérales, sans exception, sont
excitantes* ; et comme la plus grande incertitude règne encore

sur la cause véritable de leur activité et de leurs effets thérapeutiques, il conclut que l'*électricité doit être regardée comme
étant la cause principale des deux actions qu'elles produisent,
l'une dynamique, l'autre médicamenteuse.*

L'électricité étant admise dans les eaux minérales, il s'agirait de savoir si les courants ont une tension suffisante pour
pénétrer l'organisme. La résistance du corps humain au passage des courants électriques faibles est très-considérable. Il
s'agirait aussi de bien connaître les modifications subies par
le système nerveux sous l'influence de cet agent. MM. Durand-
Fardel, Jutier, Lambron, Gigot-Suard, etc., ont élevé, dans
le sein de la Société d'hydrologie médicale de Paris, des
objections sérieuses contre les opinions de M. le docteur
Scoutetten, et il est résulté d'un travail de M. Bonnejoy, que,
si le courant continu et de faible intensité est *sédatif*, comme
l'expérimentation et l'observation clinique le démontrent
chaque jour, il n'y a pas à faire intervenir l'*excitation* pour
expliquer les problèmes qui se rattachent à l'action des eaux
minérales. La question de l'électricité dans les eaux minérales est maintenant posée, et elle appelle des investigations
ultérieures qui prononceront sur sa valeur thérapeutique.

Limpidité, densité, odeur. — Les eaux de Néris sont d'une
limpidité remarquable, *sans odeur ni saveur prononcées.* Ainsi
que toutes les eaux qui contiennent de la matière organique,
elles sont douces et comme savonneuses au toucher. La sensation d'onctuosité légère qu'elles produisent sur la peau est
remplacée après l'usage des bains par celle d'une sécheresse
évidente. Leur densité est de 1001, celle de l'eau distillée
étant représentée par 1000. Lorsqu'elle se refroidit dans les
bassins exposés à l'air libre, l'eau minérale ne tarde pas à
perdre sa transparence et à devenir louche et verdâtre. Le
mélange avec l'eau pluviale hâte de beaucoup ce résultat.
Nous signalerons aussi l'odeur d'hydrogène sulfuré que plu-

sieurs auteurs ont mentionnée. Elle pourrait bien tenir à l'impression occasionnée par les produits gazeux offrant une odeur d'origine organique qui a, en effet, quelque analogie avec celle de l'acide sulfhydrique très-dilué. Pendant le séjour que fit à Néris mon honorable maître M. le docteur Alphonse Devergie, nous avons vainement recherché la présence de ce gaz dans l'eau de Néris puisée à sa source et dans l'eau qui alimente les baignoires.

Dans le Grand Puits, le liquide paraît être soumis à un mouvement d'ébullition que détermine le nombre des bulles volumineuses de gaz qui le traversent continuellement, et quelquefois sous forme de courant, pour venir crever au contact de l'air. Le même phénomène ne se produit pas dans le puits de la Croix, où les bulles montent lentement du fond à la surface, d'une manière souvent très-intermittente. La quantité de gaz qui s'échappe des sources n'est pas constante. Elle varie suivant les conditions de l'atmosphère et l'état électrique de l'air.

Propriétés chimiques. — L'analyse des gaz qui se dégagent spontanément des eaux de Néris a été faite par M. Longchamp, en 1832. Il n'a trouvé que de l'azote pur.

Robiquet, dans un travail intitulé : *Réflexions sur les eaux thermales de Néris*, s'est livré à l'analyse des gaz qui se dégagent spontanément des sources, et de ceux qui sont tenus en dissolution dans l'eau ou bien renfermés dans les conferves. Il a constaté que le gaz spontané des sources contenait de 2 à 3 centièmes d'acide carbonique sans trace apparente d'oxygène.

M. Bussy (*Annuaire des eaux minérales de la France*) a entrepris la même étude, et il est arrivé aux résultats suivants :

Gaz spontané du puits de la Croix.

Azote.   95
Acide carbonique.   3
Oxygène.   2
                                                                        ———
                                                                      100

Air recueilli à la surface du Grand Puits.

Azote.   91
Oxygène.   19
                                                                        ———
                                                                      100

Gaz dégagé par l'ébullition de l'eau.

Azote.   62
Oxygène.   38
                                                                        ———
                                                                      100

On voit que la proportion d'oxygène dépasse non-seulement celle de l'air atmosphérique, mais celle qui se rencontre dans les eaux pluviales où ce gaz n'excède guère 32 pour 100.

Gaz dégagé du limon par une légère agitation.

Azote.   60
Acide carbonique.   2
Oxygène.   38
                                                                        ———
                                                                      100

M. Lefort a pris un flacon d'un litre plein d'eau minérale, et l'a placé dans le Grand Puits, à plusieurs centimètres au-dessous de la surface de l'eau. Il s'y est rempli, en l'espace de quelques secondes, d'un gaz qui, soumis à l'analyse, a donné, en moyenne :

Azote.   88,52
Acide carbonique.   11,48
                                                                        ————
                                                                      100,00

L'analyse constate la présence de l'azote qui a pour origine l'atmosphère, et celle d'une notable proportion d'acide carbonique qui paraît provenir d'actions chimiques tout à fait dépendantes de la cause qui échauffe souterrainement ces eaux. L'oxygène, au contraire, soit à l'état de liberté, soit à l'état de dissolution, *y fait complétement et constamment défaut*.

Après un espace de huit années, M. Lefort a fait de nouveau vingt-quatre analyses de gaz recueillis dans le Grand Puits, autant que possible à la même heure du jour, et en notant avec soin la température et la pression ambiantes.

Elles ont donné, en moyenne :

Azote........	87,74
Acide carbonique...................	12,26
	100,00

La minime différence qui existe entre ces analyses et celles de 1857 (0,78) prouve que la composition du gaz des eaux de Néris ne change pas d'une manière sensible même après plusieurs années.

Les gaz du puits de la Croix ont donné, en moyenne :

Azote...........................	88,17
Acide carbonique.	11,07
Oxygène.	0,76
	100,00

Tout porte à supposer, dit M. Lefort, que l'eau de cette source, contrairement à celle du Grand Puits, reçoit, à une certaine profondeur, le contact de l'air ambiant; car le gaz qui s'en dégage spontanément contient une petite quantité d'oxygène, résultat conforme à celui indiqué déjà par Robiquet.

Matières salines. — Depuis l'époque où Duclos (1670 et 1671) et Raulin (*Traité analytique des eaux minérales*) indiquèrent que les eaux de Néris contenaient du soufre, du bitume et de l'alun, des analyses nombreuses ont été faites pour déterminer plus exactement leur constitution chimique. Michel a trouvé que *40 bouteilles de pinte*, mesure de Paris, donnaient 7 gros de résidu. Il a retiré de l'eau minérale, un sel de la nature des alcalis fixes, offrant des cristaux assez semblables à ceux du nitre purifié. Après avoir séparé ce sel de la terre qui y était mêlée, il a calciné cette dernière, et a versé sur le sel et sur la terre, séparément, du vinaigre distillé qui a produit une vive ébullition.

Dans l'analyse de Philippe, 17 à 18 grains de principes salins ont été fournis par une pinte d'eau.

Terre absorbante	IV P.
Terre subtile ou muqueuse	B.
Sel de Glauber	IV
Tartre vitriolé	3
Sel marin	2
Sel alcali minéral	IV

En l'an VIII, Mossier trouva 13 grains 1/2 de sels pour une livre d'eau de Néris.

Carbonate de chaux	1 grains	41
Carbonate de magnésie	1	12
Carbonate de soude	3	72
Sulfate de soude	6	66
Muriate de soude	1	77
	13 grains	68

Quelques années plus tard, Vauquelin obtint les résultats suivants :

Carbonate de chaux	2,80
Carbonate de soude	33,34
Chlorure de sodium	15,28
Sulfate de soude	28,68
Silice	8,34
Eau	9,02
Matière organique	2,54
	100,00

Dans l'analyse donnée par Boirot-Desserviers, la proportion des sels est ainsi indiquée.

100 parties contiennent :

Carbonate de soude............................	23
Sulfate de soude..............................	17
Muriate de soude..............................	12
Carbonate de chaux	1
Silice...	7
Matière animale et perte.....................	32
Eau...	8
	100

Berthier indique 1 gramme 11 centigrammes de sels secs pour un litre d'eau minérale.

Bicarbonate de soude......................	0,37
Sulfate de soude..........................	0,37
Chlorure de sodium,.......................	0,20
Carbonate de chaux et silice..............	0,17
	1,11

Longchamp dit que l'eau de Néris contient du carbonate de soude, du sulfate de soude, du chlorure de sodium, de la chaux et de la silice, le tout en très-petite quantité.

En 1854, M. le professeur Fremy, membre de l'Institut, voulut bien accueillir la prière que nous lui avions faite de constater la nature et la quantité des matières tenues en dissolution dans les eaux de Néris. A cet effet, nous lui avons remis 130 grammes de résidu que nous avions obtenus par l'évaporation de l'eau minérale. Chaque litre puisé au puits de la Croix ou dans le Grand Puits contient 1 gramme 30 centigrammes de sels. L'analyse quantitative a fourni les résultats suivants :

Eau.......................................	15,22
Silice.....................................	11,28
Carbonate de chaux.......................	2,96
Acide sulfurique.	21,53
Acide carbonique........................	7,81
Chlore....................................	7,64
Soude....................................	23,46
Potasse..................................	
Oxyde de fer.............................	traces.
Matière organique.......................	
	100,00

En transformant les acides sulfurique et carbonique en sulfate et carbonate de soude et le chlore en chlorure de sodium, on arrive à la composition suivante :

Eau	15,22
Sulfate de soude	38,20
Carbonate de soude...................	19,04
Chlorure de sodium...................	12,39
Carbonate de chaux...................	2,96
Silice................................	11,28
Potasse...............................	
Oxyde de fer..........................	traces.
Matière organique....................	
	99,29

Arsenic. — 20 grammes de résidu solide provenant de 15 litres de liquide environ ont été employés à la recherche de l'arsenic sans qu'on pût en découvrir un atome.

Iode. — On a également opéré sur 20 grammes de résidu solide sans trouver de traces d'iode.

En 1857, la Société d'hydrologie médicale de Paris chargea une commission spéciale du soin de refaire les analyses des eaux minérales que leur composition chimique et leurs applications thérapeutiques désignaient surtout à son attention. Les eaux de Néris lui présentèrent un grand intérêt au point de vue de leur faible minéralisation, mise en regard des effets incontestables que les médecins enregistrent chaque année. L'analyse en fut confiée à M. J. Lefort. Il s'en est acquitté avec la conscience et le talent qu'il apporte dans tous ses travaux. En voici les résultats :

L'eau minérale et thermale de Néris, essayée à la source, se conduit de la manière suivante avec les réactifs. Analyse qualitative : le papier bleu de tournesol n'y subit aucune coloration appréciable.

Les acides minéraux dégagent, avec l'eau puisée à la source, quelques bulles d'acide carbonique ; mais avec l'eau ramenée à la température ordinaire, on n'aperçoit aucun dégagement gazeux.

L'eau de chaux versée goutte à goutte dans l'eau minérale chaude ou froide, donne naissance, dans le premier moment, à un très-léger précipité blanc de carbonate de chaux qui disparaît par l'agitation. Par l'addition d'une plus grande quantité de réactif, le précipité devient plus abondant et ne se redissout pas dans le liquide.

L'ammoniaque paraît d'abord sans action, mais, avec le temps, il se forme un très-léger précipité blanc.

Le nitrate de plomb produit un dépôt assez abondant et très-blanc.

Le chlorure de baryum acide précipite d'une manière notable.

Le nitrate d'argent acide fournit un précipité du même volume que le précédent et parfaitement blanc.

L'oxalate d'ammoniaque avec excès de base donne un précipité blanc assez notable.

Le phosphate de soude ammoniacal ne donne naissance à aucun précipité.

Le cyanure jaune de potassium et de fer ne produit ni coloration ni précipité.

Le cyanure rouge de potassium et de fer communique à

l'eau minérale une teinte jaunâtre et, après vingt-quatre heures de repos, on voit nager quelques rares flocons bleus.

Le tannin ne fait prendre à l'eau minérale aucune coloration.

Avec le chlorure d'or, elle ne change pas d'aspect d'abord; mais, après quelques heures, on remarque qu'elle possède un très-léger reflet brunâtre.

L'analyse qualitative démontre donc que l'eau de Néris contient un acide libre gazeux, un ou plusieurs bicarbonates, de la chaux, de l'acide sulfurique, de l'acide chlorhydrique, du fer en très-minime proportion et de la matière organique.

Analyse quantitative : l'analyse d'un litre de l'eau du Grand Puits a donné les résultats suivants :

Principes élémentaires.

Oxygène...........	0
Azote...................,....................	13^{cc}
Acide carbonique (*total*).....	0,3928
— sulfurique....................	0,2196
— chlorhydrique...................	0,1116
— iodhydrique...................	traces.
— silicique......................	0,1121
Soude...........................	0,4395
Potasse	0,0057
Chaux............................	0,0566
Magnésie..........................	0,0017
Oxyde de fer......................	0,0019
— de manganèse............. ...	} traces.
Matière organique azotée..............	}
Poids du résidu salin à la température ordinaire........................	1,1445
Poids du résidu salin obtenu à 180° cent.	1,1150

Composition hypothétique des sels anhydres, contenus dans l'eau du Grand Puits, pour 1 litre.

Température...	52° centigr.
Densité......................	1,0012
Oxygène......................	0
Azote..	13^{cc}
Acide carbonique libre.............	0,0490
Bicarbonate de soude.............	0,4169
— de potasse.............	0,0129
— de magnésie	0,0057
— de chaux.............	0,1455
— de fer	0,0042
— de manganèse..........	traces.
Sulfate de soude.................	0,3896
Chlorure de sodium...............	0,1788
Iodure de sodium	traces.
Silice.......................	0,1121
Matière organique azotée...........	traces.
Poids des combinaisons salines trouvées par le calcul.. .'................	1,2657
Poids des combinaisons salines trouvées par l'expérience (au-dessus de 80°).	1,1445

La présence de l'iode n'avait été constatée jusqu'à ce jour que dans les conferves. Il y avait donc un grand intérêt à rechercher ce métalloïde dans l'eau minérale elle-même, soit à la source, soit dans l'eau des baignoires, soit dans la vapeur condensée. Pour éviter l'évaporation d'une grande quantité de liquide qui, ainsi qu'on le suppose, élimine une petite quantité d'iode à l'état d'iodure et même d'acide iodhydrique, on a traité 20 litres au moins de l'eau du Grand Puits et du puits de la Croix, et de l'eau d'un bain, par un léger excès de nitrate acide d'argent. Le dépôt formé de chlorure d'argent et de tout l'iodure d'argent, si l'iode existait réellement, de l'eau minérale de ces différentes provenances a été jetée sur un filtre, puis on y a versé un léger excès d'eau de chlore qu'un essai préliminaire avait démontré être privé de brome et d'iode. La solution, sursaturée par une petite quantité de potasse très-pure, donne, après concentration et calcination dans un creuset de platine, un mélange de chlorure de potassium et d'iodure de potassium qu'il suffit de traiter par l'eau, puis par l'eau d'amidon, un mélange d'acide sulfurique et d'acide nitrique concentrés, et l'éther, pour obtenir d'une part de l'iodure bleu d'amidon, tandis que de l'autre l'éther s'empare du brome. Les essais entrepris de cette manière ont montré que le brome ne faisait pas partie de l'eau de Néris, tandis que l'iode y était contenu en proportion minime, il est vrai, mais parfaitement appréciable à l'aide de sa combinaison avec l'amidon.

M. Lefort a trouvé, en outre des traces d'iodure de sodium, une petite proportion de bicarbonate de manganèse et des traces de manganèse.

M. Maurin s'étonne (*Étude historique et clinique sur les eaux minérales de Néris*) que *l'iode apparaisse dans les conferves alors qu'il n'en existe aucune trace dans les eaux minérales;* et plus loin il ajoute : *La composition chimique de l'eau d'un bassin est sensiblement la même que l'eau prise au griffon, sauf l'iode qui y manque complétement.* Il y a là deux erreurs : 1° Au lieu de *l'eau d'un bassin,* c'est *l'eau d'un bain* qu'il fallait lire dans le rapport de la Société d'hydrologie ; 2° il aurait pu s'assurer, à la même source, que l'analyse des eaux du Grand Puits et du puits de la Croix indiquait d'une manière évidente qu'elles renferment des traces d'iodure de sodium. L'iode, par suite de l'exposition de l'eau dans les bassins de réfrigération et *par suite du développement des conferves* est absorbé par celles-ci de la même manière que les fucus qui croissent au fond de la mer dépouillent l'eau imprégnée d'iodure que les eaux des fleuves viennent y verser. Il n'y a donc rien d'étonnant que MM. Lecomte, O. Henry et Lefort aient trouvé de l'iode dans les conferves, quand l'eau minérale qui donne naissance à ces dernières s'en trouvait privée alors qu'elle était destinée à la préparation des bains, après avoir séjourné dans les *bassins* où le cryptogame prend naissance.

Analyse de l'eau du puits de la Croix :

Principes élémentaires, pour 1 litre.

Oxygène	1cc,1
Azote	10cc,2
Acide carbonique (*total*)	0,3908
— sulfurique	0,2169
— chlorhydrique	0,1112
— iodhydrique	traces.
— silicique	0,1036
Soude	0,4391
Potasse	0,0065
Chaux	0,0569
Magnésie	0,0015
Oxyde de fer	0,0018
— de manganèse	traces.
Matière organique azotée	traces.
Poids du résidu salin à température ordinaire	1,1245
Poids du résidu salin obtenu à 180° centigr.	1,1118

Combinaison hypothétique des sels anhydres contenus dans l'eau du puits de la Croix, pour 1 litre.

Température	51°,2
Densité	1,0012
Oxygène	1cc,1
Azote	10 ,2
Acide carbonique	0,0393
Bicarbonate de soude	0,4467
— de potasse	0,0125
— de magnésie	0,0057
— de chaux	0,1463
— de fer	0,0033
— de manganèse	traces.
Sulfate de soude	0,3848
Chlorure de sodium	0,1782

Iodure de sodium . . . . traces.
Silice. 0,1030
Matière organique azotée . . . . traces.
Poids des combinaisons anhydres trouvées
    par le calcul 1,2505
Poids des combinaisons salines anhydres
    trouvé par expérience (au-dessus de 80°). . 1,1245

La prédominance du sulfate et du bicarbonate de soude, et en quantité à peu près identique dans les eaux du Grand Puits et du puits de la Croix, doit donc faire rayer celle-ci de la classe des *eaux chlorurées*, et doit au contraire les faire classer parmi les eaux bicarbonatées sodiques mixtes (division de M. Durand-Fardel).

Analyse de l'eau du puits du Jardin (principes élémentaires).

Eau. . . . . 1 litre.
Température. . . . . 270°
Densité. 1,00118
Oxygène. . . . . 1^{cc},19
Azote. . . . . 10 ,84
Acide carbonique libre. 0,0233

Sels anhydres.

Bicarbonate de soude. 0,3246
    —   de potasse. 0,0065
    —   de chaux. 0,0751
    —   de fer. . . . . traces.
    —   de magnésie. 0,0057
    —   de manganèse. . . . . traces.
Sulfate de soude 0,3316
Chlorure de sodium. 0,2380
Iodure de sodium. traces.
Acide silicique. 0,0742
Matière organique. . . . . traces.
Poids des combinaisons salines anhydres
    trouvé par le calcul. 1,1557
Poids des combinaisons salines anhydres
    trouvé par expérience. 1,1120

L'eau du puits du Jardin est incolore et sans saveur, et n'a aucune action sur le papier bleu de tournesol. En comparant les principes salins de cette eau avec ceux fournis par l'eau du Grand Puits et du puits de la Croix, on trouve des différences notables non dans la nature, mais dans la quantité. Tout nous porte à supposer que l'eau qui nous occupe en ce moment provient de l'infiltration des réservoirs dans le voisinage desquels le puisard est placé, ou bien encore de l'eau minérale qui s'écoule lentement dans les conduites construites par les Romains, et peut-être aussi de celle de la nouvelle source indiquée par M. Boirot-Desserviers. Il est assez digne de remarque qu'elle contient une plus grande quantité de sulfate de soude que celle des autres sources. On peut la ranger parmi les *eaux sulfatées*.

L'eau de cette citerne n'est plus utilisée aujourd'hui, en raison du nouvel aménagement des eaux minérales, depuis que la machine à vapeur est installée. Pendant bien longtemps on l'employait pour la préparation des douches. Elle était montée dans l'étage supérieur de l'établissement thermal par des pompes qui finissaient par l'épuiser facilement pendant les grandes chaleurs. Il en résultait une interruption forcée dans cette partie du service que le nouvel approvisionnement de l'eau refroidie assure maintenant d'une manière à peu près complète. Le puisard du jardin reste toujours là comme un *en cas* qui attend une destination quelconque.

Silice et chaux. — Deux litres d'eau minérale ont été évaporés jusqu'à siccité, avec addition d'acide chlorhydrique et d'acide nitrique. Le résidu, après avoir subi un commencement de calcination afin de chasser l'excès des acides minéraux ajoutés, a été repris à chaud par de l'eau aiguisée d'acide chlorhydrique. On a isolé ainsi toute la silice, qui a été lavée avec de l'eau chaude, puis chauffée au rouge. Dans la liqueur chlorhydrique, on a versé de l'ammoniaque qui a, à peine, précipité de l'oxyde de fer, puis de l'oxalate d'ammoniaque, et ce sel a fourni une notable quantité d'oxalate de chaux que l'on a chauffé au rouge avec de l'acide sulfurique. Le poids du sulfate de chaux obtenu a servi à calculer le poids de la chaux.

Fluor ou acide fluorhydrique. — Dans plusieurs communications toutes récentes, M. Nicklès a attiré l'attention des chimistes sur la présence à peu près constante du fluor dans les eaux minérales. Nous nous sommes donc attaché à la recherche de ce métalloïde dans les eaux de Néris par le procédé indiqué par M. Nicklès : mais constamment la lame de cristal de roche est restée inattaquée. Nous avons recommencé cette opération avec toutes les eaux soumises à notre examen, *et toujours nos résultats ont été négatifs.* C'est en 1857 que M. Lefort annonçait *ces résultats négatifs* dans la recherche du fluor ou de l'acide fluorhydrique. Mais, en 1859, de nouvelles expériences entreprises sur une plus grande quantité de liquide minéral ont conduit ce chimiste à affirmer qu'il existe des *traces de fluorure de sodium* dans la composition élémentaire des eaux thermales de Néris (Rotureau).

M. de Gouvenain a constaté la présence d'une certaine quantité de fluor dans l'eau de Néris. En opérant sur 100 litres d'eau, il a trouvé une proportion de 61 centigrammes de fluor, ce qui fait 6,1 milligrammes par litre. Il donne cette quantité comme étant au minimum. Les sels alcalins extraits par évaporation de l'eau de Néris sont du reste très-sensiblement fluorifères. En prenant 37 centigrammes de ces sels et les traitant par l'acide sulfurique concentré suivant la méthode d'analyse qualitative de l'acide fluorhydrique, il a pu graver très-profondément ces mots sur une plaque de verre : *Réaction du fluor de 37 centigrammes de sels alcalins de l'eau de Néris.*

La présence du fluor peut-elle compter pour quelque chose dans l'action thérapeutique des eaux de Néris?

M. Nicklès explique par la présence des fluorures l'efficacité de certaines eaux minérales *peu riches en principes chimiques*, celles de Plombières par exemple. Je noterai ici la similitude d'action qui, dans certaines indications, rapproche les eaux de Néris de celles de Plombières.

La science ne connaît pas encore exactement l'influence que ces sels exercent sur l'économie; mais l'attention des observateurs est fixée sur ce point, et les expériences commencées par M. le docteur Rabuteau pour constater les effets des fluorures alcalins sur les hommes et sur les animaux, constituent une étude digne du plus grand intérêt. Nous ferons connaître ultérieurement le résultat de nos recherches personnelles par rapport à l'influence des fluorures dans la médication thermale.

Arsenic. — M. le docteur Fremy et M. Lefort ont en vain recherché la présence de l'arsenic dans les eaux de Néris. Il ne leur a pas été possible d'en découvrir un atome.

Dépôts. — L'intérieur du Grand Puits est tapissé jusqu'au niveau de l'eau d'une légère couche d'oxyde de fer qui provient de la décomposition d'une petite partie du bicarbonate de fer qu'elles contiennent. Par suite du suintement de l'eau dans les conduites, il se forme avec le temps des incrustations, véritables stalagmites d'une épaisseur de 2 à 4 centimètres, dans lesquelles l'analyse constate seulement l'existence du carbonate de chaux et de matières organiques.

Les études de M. Lefort ont aussi porté sur la condensation des vapeurs qui s'échappent du Grand Puits; cette vapeur condensée renferme seulement de la matière organique à l'état de dissolution, avec une petite quantité de chlorure de sodium sans trace, du moins évidente, d'iode; et sur l'air des salles de bain, des piscines, des étuves et des douches, dont il a trouvé la composition peu différente de celle de l'air normal.

L'analyse spectrale des eaux de Néris n'a pas encore été pratiquée jusqu'à présent. M. J. Lefort a bien voulu nous promettre son concours éclairé pour des investigations nouvelles dont nous publierons le résultat dans un autre travail.

DES CONFERVES DE NÉRIS.

Les eaux minérales de Néris sont remarquables par l'énorme proportion de matière organique qu'elles renferment et par la facilité avec laquelle l'organisation s'y manifeste aussitôt qu'elles reçoivent le contact de l'air et de la lumière. Il n'y a pas pour elles, comme pour la sulfuraire, cet état particulier décrit par le docteur Fontan, où une certaine substance apparaît quand elle est à l'abri du soleil, et une autre substance quand elle est frappée par ses rayons. Les conduites souterraines ne renferment jamais la plante thermale en voie d'accroissement. Les seuls débris qui s'y trouvent ont été entraînés par les courants de l'eau, mais ils ne continuent pas à se développer au milieu de l'obscurité.

L'étude de la conferve, faite en collaboration avec notre regretté confrère le docteur Alfred Becquerel, la montrera sous ses différents aspects pendant les périodes successives de son évolution.

Suivant nous, on a désigné improprement la matière organique des eaux de Néris sous le nom de *limon*. Les choses prenant en général leur dénomination de ce qu'elles ont de plus remarquable et de plus essentiel, le mot *limon* fait naître l'idée qu'il s'agit d'une matière bourbeuse, et nous avons vu maintes fois des personnes qui n'avaient pas visité les eaux de Néris parler de leur limon comme on parlerait des boues de Saint-Amand, de Balaruc ou de Barbotan. Il y a donc avantage réel à choisir un nom qui exprime aussi exactement que possible l'état, l'espèce, la qualité de la substance à laquelle il s'applique. Nous proposons de lui donner celui de *conferve*. Les motifs de cette préférence pourront mieux être appréciés lorsque nous aurons fait connaître, dans ses dispositions physiques et dans sa composition intime, la cryptogame dont il est ici question. Son organisation élémentaire est des plus simples; c'est une hydrophyte par excellence, que l'infériorité de son espèce condamne à vivre dans l'eau; elle ne pourrait résister en plein air : le soleil, en la desséchant rapidement, n'aurait pour elle que des rayons délétères.

Nous avons souvent entendu appliquer indistinctement à la conferve de Néris les noms de plantes habitant les eaux thermales. C'était pour Turpin le *Nostoc thermalis*, pour Dutrochet l'*Anabaina monticulosa*, pour Bory de Saint-Vincent l'*Anabaina thermalis*, dans sa classe des Arthroïdées; pour d'autres, c'était une *ulve*, une *oscillaire*. M. Robiquet l'a étudiée avec un grand soin et une attention toute particulière. Au moment de son émission, l'eau est très-limpide ; on aperçoit seulement des chapelets, des bulles de gaz qui partent de différents points du fond et viennent crever à la surface. Quand le bassin dans lequel se trouvent ces eaux vient d'être nettoyé, on est assez longtemps sans remarquer de changement ; mais bientôt on voit apparaître en plusieurs endroits du fond quelques taches verdâtres qui s'agrandissent peu à peu et finissent par en recouvrir entièrement la surface, où elles forment comme un tapis de mousse. Cet enduit prend de plus en plus de consistance : il se forme çà et là quelques boursouflements, d'abord peu apparents, et qui finissent par devenir très-saillants; ce soulèvement est occasionné par l'émission du gaz, qui se trouve comme emprisonné entre le sol et cette espèce de membrane. Celle-ci

étant d'une inégale épaisseur et n'opposant pas partout la
même résistance, les parties les plus minces se distendent
sous la pression ascensionnelle du gaz et finissent par donner naissance à des tuyaux plus ou moins allongés qui tous
se terminent par un petit sphéroïde dans lequel se trouve
enveloppée une bulle de gaz. Cet ensemble de tuyaux d'iné-
gales hauteurs simule assez bien une sorte de végétation,
dont les fragments finissent par se détacher du sol et arriver
à la surface quand la quantité de gaz accumulée dans leur
intérieur a une force ascensionnelle assez grande pour opérer
ce détachement. Il arrive même que ces mucosités amènent
avec elles à la surface quelques parties solides auxquelles
elles étaient fixées.

Les caractères que M. Robiquet a trouvés à la barégine
de Néris sont, en plusieurs points, les mêmes que ceux indiqués par M. Longchamp comme propres aux Pyrénées. Pourtant il n'a point vu, comme ce chimiste, cette substance à
l'état glaireux, ou filamenteux, ou incolore, dans les réservoirs souterrains; il n'a point vu non plus que, lorsque l'eau
thermale s'écoule à l'air, cette substance cesse de se présenter à l'état de gelée. Dans les bassins de Néris, où l'eau est
constamment à découvert et courante, cette substance s'y
trouve, à l'état gélatineux, en masses plus ou moins spon-
gieuses dont les cellules sont remplies d'un gaz qu'il a trouvé
composé d'environ 40 pour 100 d'oxygène et 60 d'azote.
Deux échantillons de cette barégine ont été remis par l'auteur à M. Richard. Ce botaniste a reconnu dans eux une
même plante, qui est une modification du *Tremella thermalis*
de Thore.

Quant à l'origine de cette matière organisée, M. Robiquet pense qu'elle n'est pas en dissolution dans le même état
où elle se manifeste à nos sens, mais qu'elle résulte d'une
réaction pendant laquelle l'oxygène et l'azote contenus dans

l'eau thermale sont mis en liberté et dont la plus grande partie reste comme emprisonnée dans les cellules de cette barégine.

M. le docteur Forichon a proposé le nom de *thermaline*, qui rappelle le milieu dans lequel se rencontre le produit dont il est question. M. le docteur Richond des Brus voulait qu'on substituât au nom de *limon* celui de *nérisine*, qui ne nous paraît pas plus exact pour Néris que celui de *barégine* pour Baréges, de *plombiérine* pour Plombières et de *daxérine* pour Dax. Il ajoute : « *Si l'on trouve à Évaux et à Bourbon-* » *l'Archambault une matière* À PEU PRÈS *analogue, elle n'y est pro-* » *portionnellement qu'en très-petite quantité.* »

Nous avons étudié la conferve d'Évaux, et à Évaux même, et sur les échantillons que notre confrère le docteur Tripier, médecin-inspecteur, a bien voulu nous envoyer. Nous nous sommes assuré par l'examen microscopique que la matière n'est pas *à peu près analogue*, mais qu'elle est *exactement* semblable à celle de Néris; et si la proportion est différente, cela tient uniquement à la disposition des bassins, et non pas à la faculté génératrice en elle-même.

Quant aux produits de Bourbon-l'Archambault que nous avons examinés sur les échantillons qui nous ont été adressés par notre confrère le docteur Regnault, ils sont très-riches en carbonate de chaux; les cristaux sont placés comme dans les conferves de Néris, au milieu des tubes qui les constituent; mais ceux-ci n'ont pas la même disposition ni la même forme.

Il faut, pour se faire une idée bien exacte de la conferve, la suivre à travers les diverses époques de sa végétation, car elle ne présente pas le même aspect pendant toute la durée de son existence. En l'étudiant à différents âges, on constate que si, dans les premiers temps, sa forme et son état la rapprochent des cryptogames inférieures, elle s'en éloigne en vicillissant, pour s'élever vers une organisation plus com-plète.

Nous aurons à examiner trois espèces de conferves : l'une, qui croît dans l'eau minérale dont la température reste com-prise entre 42 et 48 degrés centigrades (*conferve des bassins chauds*); l'autre, qui ne se trouve que dans le bassin de réfri-gération, où la chaleur du liquide n'est jamais la même et tombe graduellement de 45 à 20 degrés centigrades (*conferve du bassin de réfrigération*); la troisième, qui prend naissance dans les lieux où l'eau minérale se vaporise spontanément sur les murs des corridors, des piscines, des cabinets de bains et d'étuves, etc. A côté de quelques caractères communs, ces trois espèces présentent entre elles des différences très-mar-quées.

CONFERVE DES BASSINS CHAUDS.

C'est cette espèce qui croissait en abondance dans deux bassins, dont l'un était situé tout près de la source thermale, dont l'autre est placé à l'entrée du grand établissement. Ex-posés en plein air, sans aucune espèce d'abri, ils présentaient ensemble une étendue de 150 mètres environ (fond et parois), sur laquelle la plante s'attachait et végétait à une profondeur de $1^m,50$, à une température de 45 degrés centigrades en moyenne. Pour lui fournir des points d'appui plus nombreux, en multipliant les surfaces, on avait le soin de couvrir le sol des bassins de grosses pierres poreuses qui formaient une espèce de plancher anfractueux sur lequel elle s'attachait par une simple expansion de sa partie inférieure, et d'où s'élevaient les masses végéto-gélatineuses dont nous allons parler tout à l'heure.

En outre des conditions de température et de lumière né-cessaires à sa production, il y a, pour la conferve thermale comme pour les autres végétaux, une période de l'année (du

mois de mai au mois de novembre), une véritable saison
pendant laquelle sa multiplication est en grande activité.
C'est à cette époque que nous l'avons étudiée, en suivant
avec attention les divers phénomènes à travers lesquels elle
passe avant d'arriver à un état d'organisation qui puisse se
prêter à une description.

Nous avons choisi, pour faire nos expériences, une série de
beaux jours, l'organisation du végétal s'accomplissant d'une
manière plus régulière et plus rapide lorsqu'il y a du soleil
et de la chaleur que dans les circonstances opposées.

Afin de mieux apprécier l'ordre suivant lequel s'opérait
l'évolution de ces phénomènes, nous avons fait nettoyer dans
une partie de son étendue le fond d'un bassin en pleine production, et nous y avons déposé quelques pierres que nous
pouvions retirer facilement de l'eau, et sur lesquelles nous
avons examiné jour par jour les modifications survenant
dans les éléments déposés à leur surface. Ce n'est pas au
point d'émergence de la source que la matière organique
s'organise, mais aussitôt qu'elle peut recevoir l'influence de
l'air et de la lumière.

Après quante-huit heures de séjour dans l'eau, il est possible d'apercevoir une substance comme tomenteuse, qui n'a
encore ni consistance ni couleur bien appréciables, et qu'on
ne distingue que parce qu'elle forme en différents points de
petites plaques, peu saillantes il est vrai, mais qui rendent
cependant inégale la surface de la pierre. Au milieu de cette
substance, on voit des bulles de gaz transparentes, comme
argentées, et en nombre tout à fait indéterminé (fig. 1). Ces
bulles, qui sont d'abord d'une extrême ténuité, grossissent
rapidement. Elles s'accolent les unes aux autres, restent
juxtaposées pendant un certain temps; puis, par le fait même
de leur développement, elles finissent par se confondre, et
donnent ainsi naissance à des masses de grosseur variable,

qui ressemblent à du frai de grenouille. De jour en jour on voit augmenter la consistance de la matière visqueuse dans laquelle les bulles de gaz sont emprisonnées. Vers le huitième

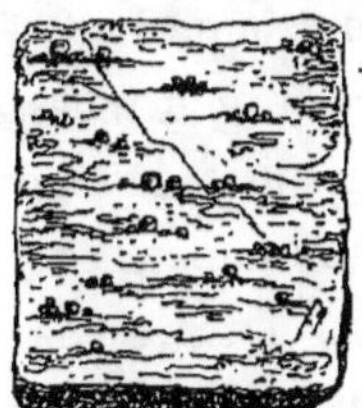

FIG. 1.

jour, on la distingue très-nettement. Sa couleur est alors d'un jaune verdâtre, avec quelques points plus verts éparpillés çà et là. Ces points se rapprochent par l'accroissement individuel que prend chacun d'eux. Ils se réunissent, forment une pellicule, et constituent alors une expansion membraniforme qui s'étale et recouvre les plaques gélatineuses. La couleur verte se prononce de plus en plus. Les bulles de gaz augmentent de nombre et de volume, en offrant des dimensions qui varient depuis celle d'une tête d'épingle jusqu'à celle d'un grain de raisin (fig. 2). La matière gélatiniforme

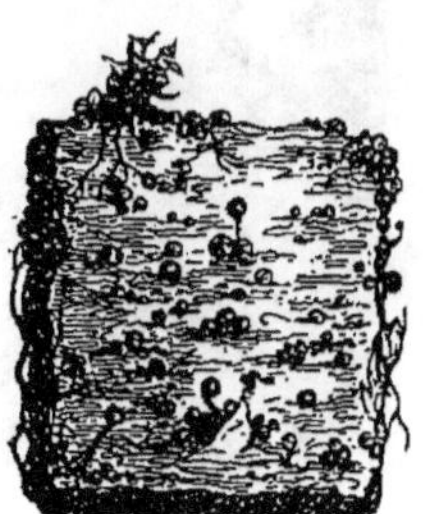

FIG. 2.

devient plus abondante, plus épaisse; les masses qui résultent de ces divers éléments adhèrent, par la face inférieure, aux pierres ou au fond du bassin; mais cette adhérence est très-fragile et ne devient plus solide qu'avec le temps. De la face supérieure, qui est inégale, on voit naître de petits prolongements qui semblent résulter de l'ascension des bulles gazeuses poussant devant elles la substance gélatiniforme.

A partir du quinzième jour, l'organisation du végétal est déjà très-avancée : il tend incessamment à s'accroître. Et si l'on examine, vers le vingtième jour, les pierres qui ne présentaient, dix jours auparavant, que de petites plaques disséminées, on voit, à travers la limpidité parfaite de l'eau minérale, des masses d'un beau vert émeraude qui affectent des formes très-variées. Il en est une cependant qu'on pourrait prendre comme type : c'est celle d'une pyramide plus ou moins régulière, sans axe déterminé, ordinairement bosselée en plusieurs points, et souvent se prolongeant par une sorte de digitation qui s'élève de l'un des points de sa surface (fig. 3). Sa base se moule sur la pierre qui lui fournit appui,

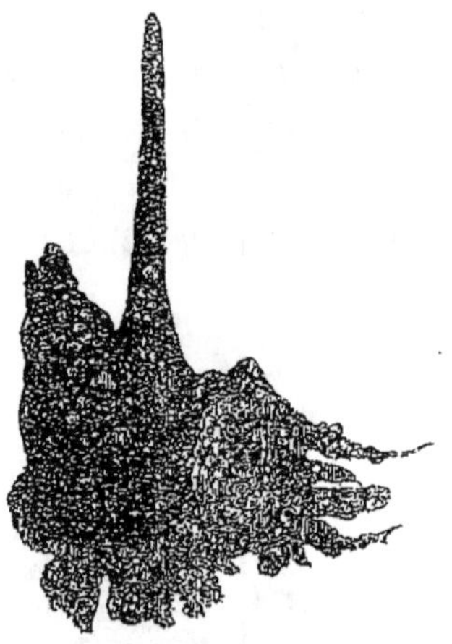

FIG. 3.

et se confond avec la base des autres pyramides, au milieu d'une couche gélatineuse qui les réunit entre elles comme un fond commun. Le sommet est en général arrondi, et, dix-

huit fois sur vingt, il est constitué par une ampoule ovoïde à
parois très-minces et transparentes. Il est rare que la pyramide reste ainsi libre et isolée : elle contracte des adhérences
avec ses voisines, soit par les prolongements qu'elle leur en-
voie, soit par ceux qu'elle en reçoit, et qui viennent pour
ainsi dire se greffer sur elle. Ces jetées représentent tantôt
des colonnes, tantôt des cloisons, tantôt des arceaux, d'où
naissent des boursouflures qui rappellent, par leur disposition, des stalagmites, et présentent dans l'ensemble un aspect
tout à fait bizarre et curieux (fig. 4). Aucune règle ne préside

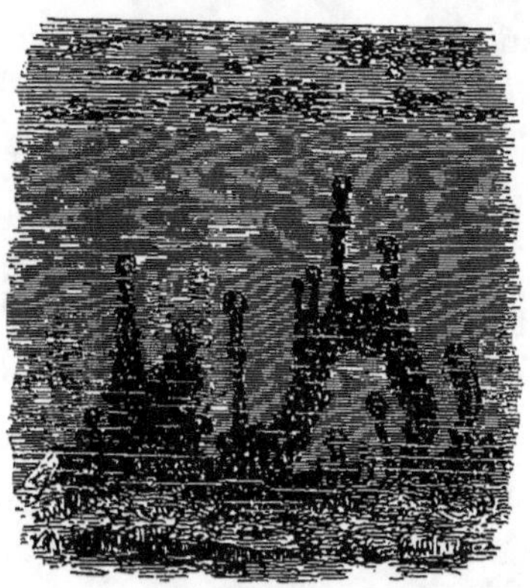

FIG. 4.

à l'arrangement que nous venons de décrire; aucune fixité
n'existe dans la forme, qui change d'un jour à l'autre par le
grossissement graduel des différentes parties, qui, distinctes
aujourd'hui, finissent par se confondre le lendemain, en
comblant les intervalles qu'elles interceptaient la veille.

Le volume des pyramides est très-variable, et cette variation dépend d'une foule de circonstances qu'il serait superflu
d'indiquer. Il ne peut être évalué que d'une manière tout
à fait approximative. En général, quand une pyramide a
rompu spontanément ses adhérences pour venir s'étaler à la
surface de l'eau, elle a de 10 à 20 centimètres de hauteur, de

6 à 12 centimètres de largeur à sa base, et elle se rétrécit toujours de ce point jusqu'au sommet, où elle ne présente pas d'ordinaire plus de 1 à 3 centimètres de diamètre.

Mais si la forme pyramidale est la plus commune, elle n'est pas la seule que prennent les conferves en se développant. On voit aussi s'élever du fond des bassins des tiges verticales qui n'ont, par leur base, qu'un seul point d'appui, ou bien qui présentent inférieurement une bifurcation dont les deux branches, plus ou moins écartées, marchent à la rencontre l'une de l'autre, et se réunissent pour donner naissance à une colonne droite dont la dimension, comme épaisseur et comme hauteur, est très-variable. J'en ai mesuré qui présentaient une extrême ténuité et présentaient jusqu'à 1 mètre de hauteur. Lorsqu'elles ont une certaine élévation, elles sont assez minces, et leur volume, dans ce cas, égale celui d'une plume de corbeau ou d'une plume d'oie. Soutenues de tous côtés par le liquide minéral, elles se tiennent dans une rectitude parfaite ; mais leur aspect n'est pas le même que celui des masses plus considérables dont nous avons déjà parlé. La matière gélatiniforme n'est pas abondante : on dirait que la matière verte seule existe, et les bulles de gaz, au lieu d'être disséminées sans ordre, ne sont apparentes que de distance en distance, sous forme de perles ovoïdes transparentes, qui semblent diviser la tige en fragments multipliés.

Les conferves qui tapissent les parois des bassins offrent la même structure que celles qui s'élèvent du fond. Mais leur disposition est toute différente : c'est une couche unie, légèrement boursouflée, continue dans toute son étendue, d'une couleur verte assez foncée, d'une épaisseur qui ne dépasse pas 4 ou 5 centimètres. Elle adhère assez fortement aux murs des bassins, qu'elle recouvre complétement.

Si nous continuons à observer les conferves pendant les phases successives de leur évolution, nous voyons qu'à une certaine époque, et que par diverses circonstances (expansion des gaz au milieu de la matière gélatiniforme ; agitation du liquide, soit par le vent, soit par l'arrivée de l'eau minérale dans les bassins d'approvisionnement, au fur et à mesure des besoins du service, etc., etc.), les adhérences qui les fixaient au fond ou aux parois se rompent. Les pyramides, qui constituent les masses divisées, résistent moins longtemps que la couche pariétale, qui est continue dans toute son étendue. Les parties détachées s'étalent à la surface de l'eau (fig. 4, *b, b, b, b*). Isolées d'abord, elles ne tardent pas à se confondre dans une masse commune qui va s'arrêter dans tel ou tel point du bassin, suivant l'impulsion qui lui est communiquée par le vent. C'est là qu'on recueille les conferves pour les besoins thérapeutiques. On n'utilise, en général, que celles qui se sont détachées spontanément. C'est seulement par exception et dans des cas d'urgence qu'on les arrache en les grattant.

Nous n'oublierons pas de noter que les portions flottantes se mêlent à une crasse grisâtre qui est très-abondante quand le soleil darde longtemps ses rayons sur les bassins. On voit alors un petillement continuel résultant de l'ascension d'une myriade de petites bulles gazeuses qui viennent éclater à la surface du liquide, en laissant, dans le point où elles font explosion, comme une auréole de cette crasse qu'elles ont entraînée avec elles du fond du bassin. Prise entre les doigts, c'est une matière grenue, sans cohésion, un peu visqueuse. Quand on l'examine au microscope, on constate qu'elle se compose presque exclusivement de cristaux rhomboédriques et de parties amorphes.

Si les conferves séjournent plusieurs jours au-dessus de l'eau, elles ne continuent à végéter que par leur face inférieure, qui reste immergée; la face supérieure se dessèche rapidement par l'action de l'air et du soleil. Les bulles de

gaz qui distendaient la matière gélatiniforme disparaissent;
le gâteau se racornit, se rapetisse d'une manière sensible, et
sa couleur passe successivement du vert au jaune verdâtre,
au roux, au gris. Il perd graduellement ses caractères primi-
tifs, et il finit par ressembler à une espèce de moisissure.
Son odeur herbacée dégénère en odeur fétide qui rappelle
celle des végétaux dont la décomposition s'opère sous la
double influence de l'air et de l'humidité.

Les conferves qui restent fixées aux points où elles ont
pris naissance subissent, avec le temps, des transformations
qui en changent et l'aspect et la composition intime. La ma-

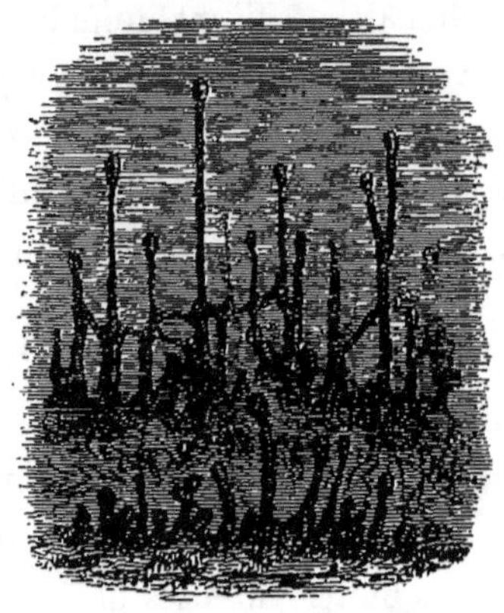

FIG. 5.

tière gélatiniforme et les bulles de gaz qu'elle contenait disparaissent peu à peu. La couleur, la forme, la consistance,
tout est profondément changé. Pendant l'hiver, le fond du
bassin est recouvert, dans la plus grande partie de son étendue, par une couche épaisse, compacte, qui semble résulter
de l'adossement de plusieurs feuillets. La couleur, au lieu
d'être d'un vert émeraude, est d'un vert olivacé presque
brunâtre, et, dans certaines parties, d'un rouge ocracé. La
consistance est augmentée. Bien que l'onctuosité persiste,
les masses boursouflées et tremblantes ont disparu. La ma-

tière verte, qui, dans les premiers temps, se montrait sous l'apparence d'une membrane extérieure, a pris une disposition fibrillaire, par couches superposées, qu'on retrouve dans les tiges, les colonnes et les arceaux. Ils sont devenus résistants et compacts, et leur forme, qui variait de jour en jour, est définitivement acquise (fig. 6). Il n'existe aucune cavité

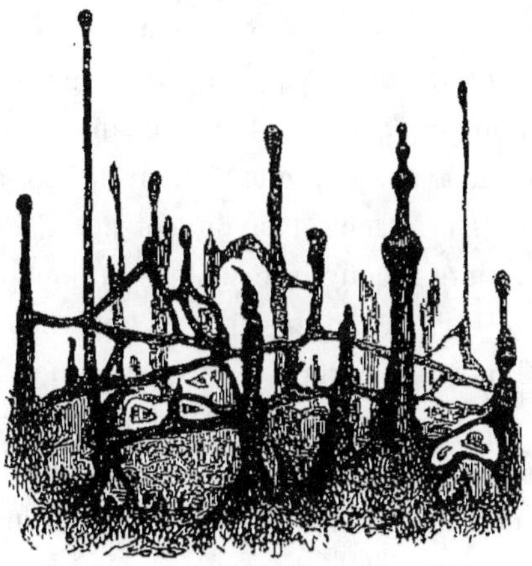

Fig. 6.

dans leur partie centrale. Les interstices et les lacunes qu'on rencontre au milieu du tissu qui les constitue nous semblent tout à fait accidentels.

Ces conferves, qui ont vieilli dans l'eau minérale, conservant une température de 45 degrés centigrades, recouvrent les pierres déposées au fond des bassins, ou forment, dans les intervalles qui les séparent, une couche d'aspect réticulé, ayant de 2 à 3 centimètres d'épaisseur. Ce n'est guère que vers le mois de mai qu'on voit, sur cette couche ancienne, apparaître les rudiments propres à une nouvelle génération. On peut alors apprécier une force incessante de reproduction, qui n'est certainement pas le caractère le moins curieux dans l'histoire de la plante qui nous occupe. La cause doit-elle en être recherchée dans la température de l'eau, dans la nature des éléments qui la minéralisent, dans les gaz qu'elle contient, ou seulement dans les conditions d'organisation de l'individu, qui se multiplierait, comme beaucoup de cryptogames, par une génération très-féconde ? M. Kützing apprend que les oscillaires qui habitent les eaux thermales croissent avec une grande rapidité, et que cette rapidité est toujours en raison de la vivacité des mouvements que ces plantes exécutent. L'*Oscillaria limosa* est surtout remarquable sous ce rapport. Si l'on en place tant soit peu sur une feuille de papier humide, en ayant soin d'entretenir la moiteur de celui-ci, les filaments croissent et rayonnent à vue d'œil, et finissent par envahir et recouvrir le papier tout entier. Les rayons s'allongent de 12 à 15 millimètres en une heure. Toujours est-il qu'au bout d'un certain temps, les conferves de l'année précédente disparaissent complétement sous la couche de conferves récentes, comme on peut s'en convaincre en examinant ces énormes pierres qui flottent au-dessus du liquide, tant leur pesanteur et leur surface sont modifiées par les nouveaux produits qui les incrustent.

M. Théophile Josset, dans ses articles sur la flore et la faune des bassins des eaux thermo-minérales, s'exprime ainsi à propos de la matière organique que ces eaux contiennent :

« Les eaux souterraines sont toutes plus ou moins saturées de gaz ou d'éléments minéralisateurs divers lorsqu'elles arrivent à leur point d'émergence et qu'elles n'ont pas subi l'action des agents atmosphériques.

» Aucune trace de matière organique ou azotée n'y a été trouvée avant qu'elles aient subi le contact de l'air atmosphérique et de la lumière solaire. La première apparition de cette matière n'est manifeste qu'au bout d'un certain nombre de jours. C'est la période mystérieuse créatrice... La cause de ces organisations rudimentaire peut probablement

s'expliquer, dans les eaux, par la présence des forces géné-
rales magnétiques, électriques, calorifiques, lumineuses, en
présence de l'air et des gaz qui y sont contenus : l'oxygène,
l'hydrogène, l'azote, et peut-être des carbures innommés.....

» Quand le premier globule se forme par scission dans le
liquide, il y est vague et y circule sans essayer de réaliser
aucun groupement saisissable. Puis le premier globule se
réunit à un second, ils forment des chapelets qui se changent
en tubes et absorbent par leur canalisation intérieure des
séries entières de globules de même composition qu'eux.
A cette période, que l'on pourrait appeler *globuligène*, succède la *période d'organisation*. La matière gélatineuse sert en
quelque sorte de point d'appui lorsque ces créations nouvelles apparaissent..... C'est assurément un phénomène bien
remarquable que cette manifestation spontanée de la vie au
sein des eaux..... »

Nous pouvons maintenant résumer par les caractères suivants les principales qualités physiques de la conferve qui
croît dans l'eau minérale de Néris :

a. Produit végétal, gélatineux, possédant la remarquable
propriété d'enlever à l'eau minérale presque tout l'iode
qu'elle contient;

b. Se présentant sous forme de masses boursouflées divisées en pyramides irrégulières, qui naissent sur un fond
commun;

c. Ou bien disposé en couche unie et continue, renfermant
un grand nombre de bulles de gaz;

d. D'une couleur d'un jaune verdâtre à l'origine, d'un vert
émeraude quand le développement est plus avancé, d'un vert
olivacé brunâtre quand il est complet;

e. D'une odeur herbacée très-prononcée (celle des épi-
nards cuits);

f. D'une saveur fade, mais presque nulle, quand on tient

dans la bouche un peu de conferve à l'état frais ; mais d'une saveur très-fortement herbacée et salée si l'on expérimente sur le résidu obtenu par la dessiccation, et dans lequel sont concentrés les matériaux salins de toute la partie liquide évaporée :

g. La conferve récente, soumise à l'action du soleil ou de l'étuve sèche, se réduit à une trame végétale très-mince, qui reprend les apparences de la vie quand on la place de nouveau dans l'eau ; la trame végétale est beaucoup plus épaisse dans la conferve ancienne ;

h. A l'air libre, elle se décompose facilement ; conservée en vases clos dans l'eau minérale refroidie, elle ne tarde pas à répandre une odeur très-prononcée d'hydrogène sulfuré, par suite de la décomposition des sulfates qui se trouvent en présence de la matière organique. Philippe, dans son Mémoire sur les eaux de Néris, dit « qu'il avait conservé pen» dant deux ans de l'eau de Néris dans une bouteille, qu'il » s'y était formé de la matière verte ; qu'elle ne se pourrissait » pas... » Ces faits sont en contradiction avec ceux recueillis par d'autres observateurs.

STRUCTURE, COMPOSITION INTIME.

La conferve de Néris est constituée par des tubes disposés dans une masse gélatiniforme au milieu de laquelle des bulles de gaz sont disséminées en grand nombre.

Pour éviter les répétitions, nous prendrons la plante à l'état de *développement moyen,* et nous étudierons successivement la *trame végétale* et l'*élément gazeux,* en ayant soin de noter les particularités que l'âge seul détermine.

Élément végétal. — La trame végétale se présente à l'œil nu sous des aspects très-différents, suivant l'époque à laquelle on l'examine. Presque nulle pendant les premiers jours, elle apparaît bientôt sous la forme d'une membrane mince, entourant de toutes parts la masse gélatiniforme, devenant plus tard beaucoup plus épaisse, passant du vert émeraude au vert olivacé, et finissant par constituer la plante presque à elle seule.

Au microscope, on voit qu'elle est formée : *a.* par des filaments ; *b.* par des tubes de trois espèces : les tubes cloisonnés, les tubes ponctués et les tubes moliniformes.

Filaments. — Les filaments sont opaques, d'une couleur vert foncé, légèrement flexueux, et continus dans toute leur étendue. Ils sont entrelacés diversement et souvent d'une manière inextricable (fig. 7). On les rencontre plutôt à l'in-

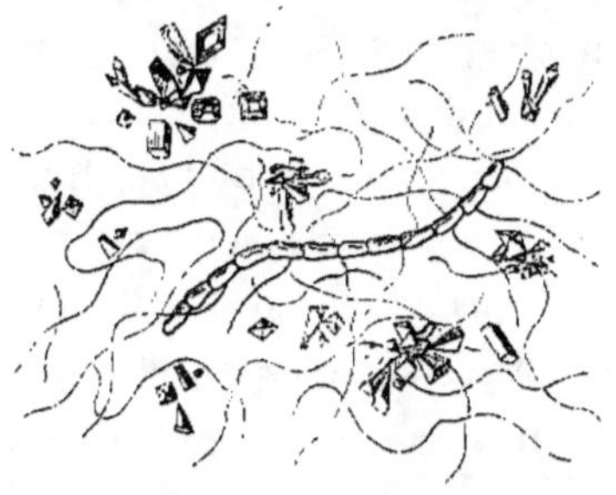

Fig. 7.

térieur qu'à la superficie de la masse gélatiniforme ; et, bien qu'ils accompagnent presque toujours les tubes, ils sont en général d'autant moins nombreux que ceux-ci le sont davantage. Aussi ils deviennent très-rares à mesure que le végétal avance en âge.

Tubes (tubes cloisonnés). — Les tubes cloisonnés entrent pour les dix-neuf vingtièmes au moins dans la composition de l'élément végétal. L'examen microscopique démontre que chacun d'eux représente un cylindre membraneux, transparent, partagé par une grande quantité de cloisons où la matière verte éparse se trouve renfermée. Ils sont peu nombreux dans le principe, où leur mélange a lieu sans ordre au milieu de la matière gélatiniforme ; mais ils ne tardent pas à se multiplier de manière à former une véritable couche extérieure dans laquelle ils sont placés les uns auprès des autres par séries parallèles et dans le sens longitudinal. Aucune adhérence ne semble les unir. La matière gélatiniforme seule les maintient ainsi disposés ; ils ne sont pas ramifiés. Dans nos observations, nous ne les avons pas vus s'anastomoser, comme le font par exemple ceux de Bourbon-l'Archambault. Cependant nous ne nions pas la possibilité des anastomoses. Quand la conferve vieillit, ces tubes deviennent si nombreux, si pressés les uns contre les autres, qu'il en résulte un tissu solide, comme feutré, bien différent alors de cette trame verdâtre, mince comme une toile d'araignée, qu'on remarquait dans la jeune plante.

Les tubes cloisonnés offrent une dimension qui varie de 1/80e à 1/150e de millimètre de diamètre. Quelques-uns pourtant sont plus gros ou plus petits. Ils sont constitués par des cellules plus longues que larges, et soudées bout à bout. Un étranglement très-appréciable existe au point de cette soudure, et les cellules semblent séparées les unes des autres par une substance intercellulaire, de telle sorte que le tube, continu dans sa longueur, est fractionné par des cloisons correspondant aux étranglements. Nous ne saurions dire si ces cloisons sont pleines ou criblées (fig. 8). En faisant jouer le

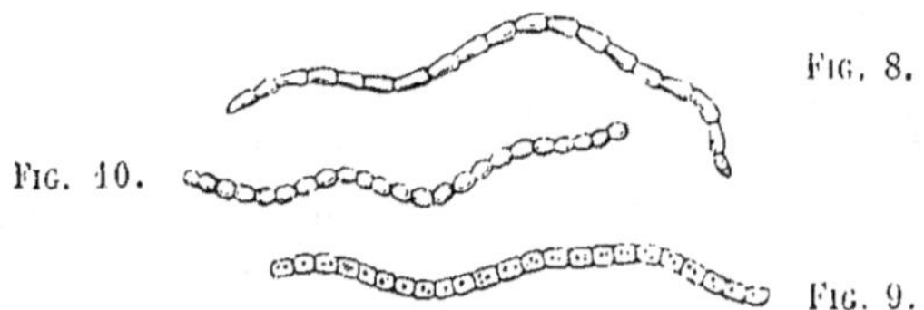

microscope, on constate facilement que les parois de ces tubes sont membraneuses, transparentes et légèrement verdâtres ; que, parmi les cellules, les unes paraissent vides, les

autres sont remplies par de la matière verte ou endochrome.
Ce sont ces dernières qui forment les tubes ponctués.

Tubes ponctués. — L'endochrome se trouve dans les cellules
des tubes ponctués sous deux états différents : à l'état de
petits points granuleux opaques, ou bien à l'état de corps
sphériques colorés à la circonférence et transparents au
centre. Ils sont placés les uns au-dessus des autres, au nombre de deux, trois ou quatre par cellule (fig. 9), et restent
libres au milieu d'elles, sans paraître enveloppés dans une
membrane qui leur soit propre. Ces corps, véritables globules séminiformes extrêmement petits, ne sont autre chose
que des *spores* résultant de la division de l'endochrome et
constituant de véritables organes reproducteurs. Tous les
tubes, et par conséquent toutes les cellules, n'en contiennent
pas. Il n'y en a qu'un certain nombre qui jouissent de la pré-
rogative de devenir *organes de reproduction*, après avoir été
organes de nutrition, et qui sortent des tubes pour former de
nouvelles générations. Nous ne saurions encore dire pourquoi
telles cellules produisent des spores et pourquoi telles autres
n'en produisent pas. Toujours est-il qu'à une certaine
époque, après s'être probablement modifiées dans leur forme
primitive, qui était sphérique, elles s'allongent, distendent
la cellule mère, la déchirent, et donnent naissance à des individus nouveaux qui s'agglomèrent au moyen de la matière
gélatiniforme, en s'y développant par simple extension. Nous
nous sommes assuré que la faculté végétative reparaissait
dans la plante même après un long état de dessiccation, si
l'on venait à replacer dans l'eau minérale les débris dessé-
chés.

Tubes moniliformes. — Les tubes moniliformes sont beaucoup plus rares que les cloisonnés et les ponctués. Leur couleur est d'un vert plus foncé. Ils sont composés d'utricules
sphériques placées les unes à côté des autres comme les

grains d'un chapelet (fig. 10). Leur diamètre est de 1/120° de millimètre environ. Chaque utricule semble indépendante de sa voisine, à laquelle elle n'est soudée que par un point de sa circonférence. Nous n'avons jamais rencontré d'endochrome soit *granuleux*, soit *nucléiforme*, dans cette espèce de tubes. Il est probable qu'à une certaine époque plusieurs utricules se séparent spontanément pour aller germer et donner naissance à des individus tout à fait semblables. C'est la reproduction par *séparation de parties*.

Dans les interstices des différentes espèces de tubes dont la réunion produit la trame végétale, on trouve une certaine quantité de cristaux; leur quantité et leur volume varient suivant l'âge de la conferve. Peu nombreux dans les premiers

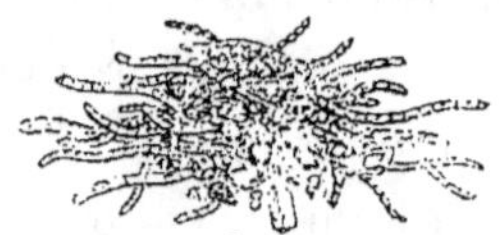

Fig. 11.

temps, isolés et comme perdus au milieu de ces petites masses amorphes dans lesquelles les traces de l'organisation sont encore difficiles à saisir, ils ne tardent pas à devenir

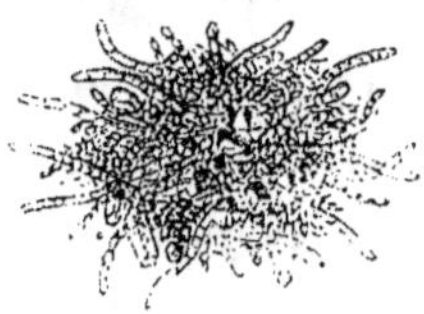

Fig. 12.

plus abondants (fig. 11 et 12), et, en s'agglomérant, ils finissent par former une couche sous laquelle les tubes disparaissent complétement en certains points (fig. 13). C'est surtout dans les conferves anciennes et dans les *portions d'un rouge ocracé qu'on en rencontre le plus*.

La forme de *rhomboèdre primitif* indiquait tout de suite que

la matière qui constitue ces cristaux était du carbonate de
chaux. En effet, parmi les autres sels minéralisant l'eau de
Néris, l'un (carbonate de soude) cristallise en gros prismes
rhomboïdaux ; l'autre (sulfate de soude), en prismes à quatre

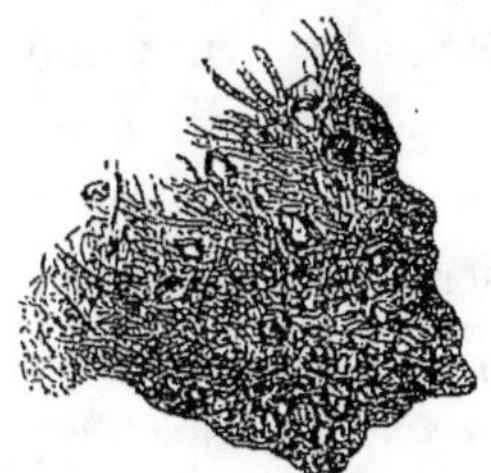

FIG. 13.

pans terminés par des sommets dièdres ; le troisième (chlorure de sodium), en cubes. Du reste, le carbonate de chaux
pouvait seul, à cause de son insolubilité, rester ainsi à l'état
de cristaux dans une trame végétale plongée au milieu d'un
liquide non saturé ; et en traitant par l'acide nitrique les portions de conferves que nous examinions au microscope, nous
avons vu constamment disparaître les cristaux qu'elles contenaient. Il y avait effervescence, et l'on n'apercevait plus
entre les plaques de verre que les bulles de gaz formées par
l'acide carbonique mis en liberté. L'honorable M. le professeur Becquerel père, membre de l'Institut, a bien voulu vérifier l'exactitude de nos expériences.

En résumé, le système végétatif de la conferve consiste
dans les filaments opaques, dans les tubes cloisonnés, les
tubes ponctués et les tubes moniliformes. La reproduction de
l'espèce s'accomplit par les mêmes organes qui ont d'abord
servi à la conservation de l'individu.

En profitant des lumières répandues par M. Payer au milieu
de l'obscurité qui régnait dans l'histoire des familles des
plantes inférieures, on peut marquer la place de la plante
thermale de Néris dans la famille des *confervacées*. Si elle se

rapproche, par le système de végétation, d'autres familles (ulvacées, nostochinées) appartenant au même ordre que les confervacées (ordre des confervoïdées), elle s'en éloigne beaucoup par le système de reproduction qui a lieu soit par la sortie de la matière verte à la suite de la destruction du tube, soit par suite de la séparation d'une partie de la plante elle-même, qui donne naissance à des êtres nouveaux. Il nous a semblé que nous serions plus près de l'exactitude en recherchant les différences plutôt que les analogies qui peuvent aider à la classer.

Matière qui détermine l'état gélatineux. — On trouve dans la conserve récente comme un véritable parenchyme gélatineux. La partie gélatiniforme transparente et d'une teinte légèrement verdâtre est insipide, inodore, et tout à fait insoluble dans l'eau. Elle n'adhère pas aux doigts, ni aux objets avec lesquels on la met en contact. C'est la pectose, l'albumine végétale, qui détermine l'état gélatineux des masses dont nous avons parlé, et dans lesquelles la proportion de l'eau est au résidu sec comme 1 est à 60. En effet, des conserves pesant 305 grammes ont été exposées d'abord à la chaleur douce d'une étuve, puis au soleil jusqu'à dessiccation complète. Lorsque toute l'humidité eut disparu, le résidu sec restant pesait 5 grammes. La proportion du résidu sec à l'eau est beaucoup plus considérable dans les conserves anciennes.

Une fois desséché, le résidu sec des conserves récentes peut de nouveau se laisser gonfler par l'eau et reprendre ses propriétés primitives. L'alcool rectifié racornit cette partie gélatiniforme. Elle est soluble dans les alcalis, surtout à chaud ; mais si l'on traite la solution par un acide qui neutralise l'alcali, on précipite l'acide pectique qui s'était formé.

Lorsqu'on examine au microscope la partie gélatiniforme, on n'y trouve que des tubes (les cloisonnés surtout), et des

filaments opaques disséminés sans ordre. Leur présence explique la coloration verdâtre que nous avons mentionnée. On
y remarque aussi quelques cristaux; mais ils sont très-petits
et très-rares.

Gaz. — M. Bussy a fait l'analyse des gaz dégagés des conferves par une légère agitation. Elle a donné pour résultat :

Azote... 60
Acide carbonique.................................. 6
Oxygène... 38

Il a noté que la proportion d'acide carbonique variait entre
2 et 4 centièmes. A la fin de l'année 1832, M. Robiquet n'y
avait pas trouvé d'acide carbonique. Le gaz des conferves ne
possède donc pas une composition constante. Les analyses
de M. Lefort lui ont donné à la fin d'août :

Azote................................. 75,03
Oxygène.............................. 20,52
Acide carbonique.................... 4,45

et à la fin du mois de décembre :

Azote 75,46
Oxygène............................. 23,16
Acide carbonique................... 1,38

On voit la différence sensible qui existe entre ces nombres,
surtout pour l'acide carbonique. Sa moindre proportion s'explique naturellement par l'inaction des organes végétaux,
soit pour absorber l'acide carbonique dissous dans l'eau, soit
pour décomposer les bicarbonates alcalins, au contact desquels les conferves sont constamment soumises. Du reste, les
conferves qui végètent au fond et sur les côtés des bassins
occupent beaucoup de volume uniquement par la grande
quantité de gaz qu'elles emprisonnent. Ces gaz ne sont autre
chose que des produits de sécrétion que la plante a éliminés
pendant son développement, ou bien des produits mis en
réserve pour l'évolution des sporules nouvelles,

Analyse des conferves. — M. O. Henri, qui avait déjà constaté la présence de l'iode dans les conferves de Néris, a bien voulu faire, sur les conferves que nous lui avons remises, des recherches nouvelles. Nous transcrivons la note que nous devons à son obligeance :

« Les conferves ont été humectées avec une solution de
» potasse pure reconnue *très-exempte d'iode.* On a fait cuire,
» ensuite dessécher, puis on a calciné fortement le résidu
» dans une capsule de platine. Ce résidu refroidi, mis en
» poudre, a été traité par l'eau pure froide. On a filtré, et
» soumis le liquide à une évaporation jusqu'à siccité. Ce ré-
» sidu, repris de nouveau par l'eau et en petite quantité,
» dénotait sans aucun doute la présence de l'iode : lorsqu'on
» y ajoutait une solution récente d'amidon, *et qu'on sursaturait*
» *très-légèrement et en employant la plus grande précaution, avec*
» *de l'acide azotique pur mêlé avec un peu d'acide hypo-azotique,*
» il se formait une belle coloration bleue ou violette. Il est
» très-indispensable de ne pas dépasser la limite de la satu-
» ration de l'acide (très-légèrement acidulé); car la couleur
» bleue n'apparaît pas ou disparaît instantanément, sans qu'on
» puisse la faire revenir par l'addition de quelques gouttes
» d'alcali. »

M. Leconte, professeur à la Faculté de médecine de Paris, a fait, à notre prière, l'analyse qualitative des conferves.

Il a opéré d'abord sur 10 grammes de conferves sèches (conferves anciennes et dans lesquelles l'état gélatineux n'existait plus). Elles ont laissé, par incinération, **6 grammes 5 décigrammes** de cendres d'un rouge brunâtre (soit, pour 100 parties de conferves séchées à la température ordinaire, 65 grammes de matières minérales et 35 parties de matière organique). Ces cendres, traitées par l'eau distillée, ont donné une solution franchement alcaline.

On a successivement expérimenté sur la solution aqueuse
et sur le résidu insoluble.

Solution aqueuse.

RÉACTIFS.	RÉACTIONS.	CONCLUSIONS.
1. Chlorure de baryum.	Précipité blanc, abondant, insoluble dans l'acide azotique.	Acide sulfurique.
2. Azotate d'uranium (la liqueur est légèrement acidulée par l'acide acétique).	Pas de précipité.	Pas de phosphates.
3. Azotate d'argent.	Précipité blanc caillebotté insoluble dans l'acide azotique, soluble dans l'ammoniaque.	Chlore.
4. Eau de chaux.	Trouble très-léger, disparaissant par l'acide acétique.	Acide carbonique.
5. Hydrogène sulfuré.	Pas de réaction.	Pas de métaux des 4e, 5e, 6e et 7e sections.
	Pas de réaction, même après l'addition d'acide chlorhydrique.	Pas d'arsénites solubles.
6. Sulfhydrate d'ammoniaque.	Pas de précipité.	Pas de métaux de la 3e section ni d'alumine.
7. Oxalate d'ammoniaque après addition de chlorhydrate d'ammoniaque.	Précipité très-abondant.	Chaux.
8. La liqueur précédente filtrée est traitée par le phosphate d'ammoniaque.	Trouble léger.	Magnésie.
9. On précipite une partie de la liqueur par le carbonate d'ammoniaque, afin de rechercher la potasse et la soude ; puis on porte à l'ébullition afin de précipiter la chaux et la magnésie, et l'on calcine pour chasser les sels ammoniacaux. On ajoute quelques gouttes d'eau.		
10. Chlorure de platine.	Précipité jaune (peu abondant).	Potasse (traces).
11. Liqueur précédente et antimoniate de potasse.	Précipité blanc (assez abondant).	Soude (quantité assez dosable).

Résidu insoluble. — Le résidu insoluble dans l'eau entra presque tout entier en dissolution avec une forte effervescence, sous l'influence de l'acide azotique. La portion qui ne fut pas attaquée par l'acide azotique, traitée par l'eau régale, ne laissa qu'un résidu peu considérable formé de grains de sable assez volumineux. La solution azotique renfermait une énorme proportion de chaux. La liqueur provenant de l'action de l'eau régale est légèrement jaunâtre; elle donne avec le cyanure jaune une quantité de bleu de Prusse très-considérable. La solution de tannin la colore en noir; donc présence de sesquioxyde de fer.

Une portion de la même liqueur, traitée par le succinate d'ammoniaque et l'ammoniaque, donne un précipité gélatineux couleur de rouille.

La liqueur filtrée donne, avec le sulfhydrate d'ammoniaque, un précipité blanc légèrement rosé.

Avec la potasse, un précipité blanc se colorant en brun sous l'influence du chlore et de l'air.

La même solution dans l'eau régale donne par l'ammoniaque un précipité soluble dans un excès de réactif; la liqueur se colore et laisse déposer un précipité brun, caractères qui appartiennent au manganèse. Du reste, une autre portion de la même liqueur, calcinée avec de la potasse caustique, donne du manganate de potasse en très-grande abondance.

Les solutions azotiques n'ont pas donné de précipité par l'ammoniaque; donc pas d'alumine.

Iode. — Pour rechercher la présence de l'iode, on prit 100 grammes de conferves dans un état complet de développement et séchées à l'air. On les incinéra après les avoir humectées avec une solution de potasse *exempte d'iode*. Le résidu pulvérulent et brunâtre ainsi obtenu fut traité par l'eau distillée, et la liqueur ayant été évaporée à sec, le résidu fut calciné jusqu'au rouge, puis épuisé par l'alcool rectifié. La liqueur alcoolique laissa par évaporation un résidu qui fut lui-même calciné. On reprit ce résidu par l'eau, et après y avoir ajouté quelques gouttes d'une solution d'amidon, on acidula la liqueur par deux gouttes d'acide sulfurique pur qui firent immédiatement apparaître une *coloration bleue très-manifeste* indiquant la présence de l'iode. La teinte obtenue présenta à peu près la même intensité qu'une liqueur de même volume contenant un cinquième de milligramme d'iode.

En résumé, le résidu de la calcination des conferves de Néris contient :

1. Les acides silicique (sable).
   —   carbonique (à l'état de carbonate de chaux).
   —   sulfurique.
2. Du chlore.
3. De l'iode.
4. De la potasse (traces).
5. De la soude (traces plus abondantes).
6. Du sesquioxyde de fer.
7. De la magnésie.
8. De l'oxyde de manganèse.
9. De la chaux (carbonate), très-abondante.

CONFERVE DU BASSIN DE RÉFRIGÉRATION.

Cette conferve croît dans un bassin où séjourne l'eau minérale qu'on laisse refroidir jusqu'au degré le plus bas qu'elle puisse atteindre suivant les circonstances atmosphériques. Ce bassin est exposé en plein air ; son fond et ses parois sont tapissés par un produit qui se différencie de la plante que nous venons de décrire et par ses propriétés physiques et par sa composition intime.

Disposition. — Cette espèce de conferve forme sur les parois, mais surtout au fond du bassin, une couche de 1 à 2 centimètres environ d'épaisseur. Aucun prolongement, aucune expansion ne naît de sa surface. Son adhérence est assez intime, et rarement elle se détache spontanément ; il faut l'arracher en la grattant. Vue à travers la transparence de l'eau minérale, elle est d'abord d'une couleur jaune verdâtre qui devient brune avec le temps. Un assez grand nombre de bulles de gaz, ayant à peu près toutes le même volume, sont disséminées dans sa substance. Elle a une odeur et une saveur *terreuses*. Elle ressemble aussi, dès l'origine, à du frai de grenouille, et elle offre un certain degré d'onctuosité qu'elle perd en vieillissant.

Zone inférieure. — Elle est constituée par une matière friable, grenue, d'un vert sale, sans structure apparente, et dans laquelle le microscope fait découvrir un grand nombre de fragments amorphes mêlés à quelques cristaux rhomboédriques. On n'aperçoit aucune espèce de tubes.

Zone moyenne ou intermédiaire. — Elle est formée par une matière gélatiniforme blanchâtre, au milieu de laquelle on trouve quelques fragments de matière verte. Elle adhère intimement aux deux couches entre lesquelles elle est comprise et fait corps avec elles, sans ligne de démarcation. Elle est opaline, comme caséeuse, plus compacte, moins tremblante et plus facile cependant à diviser que la matière gélatiniforme des autres conferves.

Au microscope, on trouve disséminées quelques cellules présentant l'aspect d'un ovale étranglé au niveau des 3/5es supérieurs avec les 2/5es inférieurs. Il a la forme d'un bissac dont le grand diamètre est de 1/60e de millimètre environ. Dans la partie rétrécie, il n'a guère que 1/120e de millimètre de diamètre, et 1/80e de millimètre dans chaque partie bombée.

Au centre, on remarque un noyau grenu, couleur vert-
émeraude, et se prolongeant en proportion égale dans les
deux parties renflées. Le pourtour de la cellule est parfaitement transparent.

On rencontre des cellules ayant la même force que les précédentes, mais dans lesquelles le noyau semble s'être déchiré
au point correspondant à l'étranglement, et avoir rempli de
matière verte la totalité de la cellule.

Il en est encore d'autres complétement transparentes et
dans lesquelles on voit deux noyaux distincts. Chacun d'eux
présente la forme d'un disque correspondant à chaque ren-
flement. Parmi toutes ces cellules, il y en a de plus longues
les unes que les autres. On dirait qu'elles se sont aplaties
dans le sens du plus grand diamètre, et qu'elles ont déterminé en même temps l'aplatissement du noyau (fig. 14).

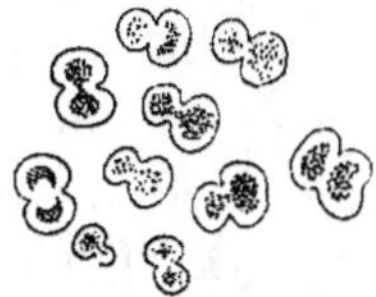

FIG. 14.

En isolant de la substance gélatiniforme les fragments de
matière verte qui y sont mêlés, et en les soumettant à l'examen microscopique, on y découvre, mais en très-petit nombre, des portions de tubes cloisonnés et de tubes ponctués et
quelques rares cristaux.

Zone supérieure. — Cette zone supérieure est d'un aspect
tomenteux, d'une couleur vert brun. Elle renferme, en proportion à peu près égale, une matière verte et une matière
brune disséminées dans son épaisseur. Sa consistance est plus
ferme que celle de la zone intermédiaire. Au microscope, on
y trouve : 1° les différentes espèces de cellules mentionnées

plus haut ; 2° un petit nombre de corpuscules quinze à vingt fois aussi gros que les cellules ordinaires. Ils sont arrondis ; leur couleur est d'un très-beau vert. Ces corpuscules ne seraient-ils pas des cellules modifiées dans leur forme et distendues outre mesure par la matière verte ?

Quand on isole la matière brune pour l'examiner au microscope, on y remarque, en même temps que des cellules, un très-grand nombre de petits corps arrondis opaques, noirâtres, de 1/200° à 1/400° de millimètre de diamètre, et sur la nature desquels nous ne sommes pas assez renseignés pour avancer une opinion. Afin de ne rien omettre, nous signalerons aussi la présence de quelques filaments opaques verts, extrêmement ténus, et auxquels les cellules semblent quelquefois attachées.

Nous n'avons jamais rencontré dans la conferve des bassins chauds, ni les corpuscules opaques, ni les corps verts arrondis, ni les cellules isolées et en forme de bissac, qui constituent presque à elles seules celle du bassin de réfrigération, dans laquelle les tubes sont, au contraire, très-rares. Un des caractères constants de ces cellules, c'est leur isolement. Nous ne les avons jamais vues se souder pour produire des tubes. Elles représentent probablement des individus solitaires, possédant eux-mêmes la faculté de se reproduire au moyen de l'endochrome, qui se divise, comme nous l'avons vu, de manière à former dans l'intérieur de la cellule, soit un noyau unique, soit deux noyaux disciformes, soit des points isolés et grenus, soit enfin une matière verte, comme épanchée pour remplir la cellule.

Dans ses *Études chimiques sur les eaux de Néris*, M. J. Lefort a consacré quelques pages à la description de la troisième espèce de conferves, celle qui croît sur les murs des corridors, des cabinets de bains de douche et d'étuves. J'en extraits les passages suivants :

« M. de Laurès a eu à cœur de nous faire assister au développement de la conferve depuis le moment où, sous la forme de bulle gazeuse visible seulement au microscope, elle tapisse les parois et le fond des réservoirs, jusqu'à celui où, sous la forme d'une pyramide, elle vient, par suite de la grande quantité d'air qu'elle a emprisonné, nager à la surface des bassins, où elle perd toute vitalité. Ces recherches, répépétées sous nos yeux, ont été constatées de la plus grande exactitude.

Les études microscopiques que nous avons faites avec M. de Laurès nous ont fait découvrir deux espèces nouvelles de conferves :

1° Conferve recueillie sur les côtés de la fenêtre de la salle où est situé le Grand-Puits.

A son état complet de développement et à un âge difficile à déterminer, mais qui dépasse sans doute une ou deux années, cette conferve se présente sous la forme d'une membrane vert foncé, de l'épaisseur d'un millimètre environ et d'une teinte uniforme. Elle vit au milieu d'une atmosphère de 35 à 45 degrés, atmosphère saturée des vapeurs qui s'élèvent du puits et des gaz qui s'en échappent. Elle adhère très-peu aux parois sur lesquelles elle est appliquée; elle a une odeur qui rappelle un mélange d'herbe et de terre.

Vue au microscope (fig. 15), elle est formée par la réunion d'une quantité innombrable de granulations très-ténues, accolées les unes aux autres par un point de leur circonférence, dessinées par un cercle plus foncé qui semble les isoler les unes des autres et renfermant à l'intérieur la matière colorante verte. La présence des tubes moniliformes tels qu'ils existent dans la conferve vivant sous l'eau s'y fait remarquer en très-petite quantité. Celle qui a le contact de la lumière est d'un vert plus foncé.

2° Conferve recueillie dans la salle qui précède le Grand-

Puits et dans l'étuve des femmes chauffée depuis 25 jusqu'à 35 degrés.

Cette conferve tapisse les murailles sous la forme d'une

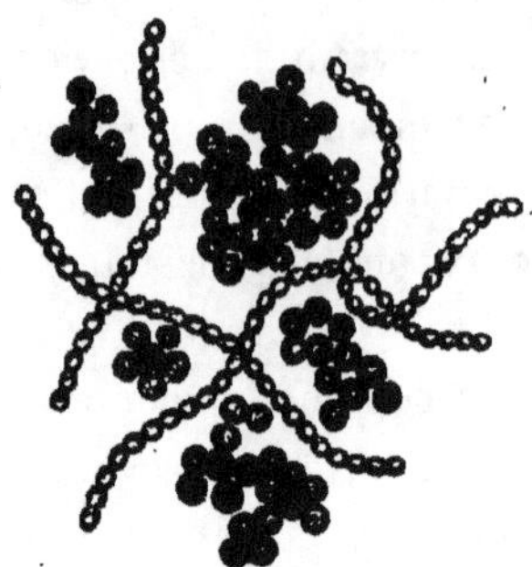

FIG. 15.

couche très-légère que l'on ne peut enlever qu'avec la chaux sur laquelle elle est fixée. Au microscope, elle est composée de tubes flexueux placés les uns à côté des autres sans paraître s'anastomoser. Ces filaments sont tellement nombreux qu'ils donnent lieu à une trame inextricable sans ordre (fig. 16).

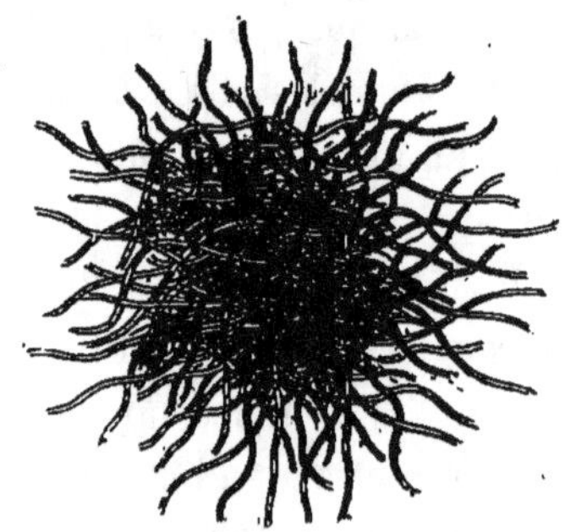

FIG. 16.

Chaque tube individuellement est rempli par la matière verte. Leur contour est nettement déterminé par une coloration verte très-foncée. Au centre, la coloration est plus claire.

PARTIE THÉRAPEUTIQUE.

On a attribué aux conferves des propriétés médicinales nombreuses et variées. L'eau distillée du nostoc, chauffée à la simple chaleur du soleil, aurait, *à ce qu'il paraît*, la propriété, quand elle est prise à l'intérieur, de calmer les douleurs, de guérir les ulcères les plus rebelles, même les cancers et les fistules, *de faire croître les cheveux*, etc.

Si nous voulions énumérer les diverses maladies dans lesquelles les conferves ont été utilisées comme moyen thérapeutique au milieu de conditions diamétralement opposées, il faudrait, à coup sûr, nommer toutes les affections qui sont soumises à l'action des eaux de Néris. L'application d'un même remède à tous les maux témoigne, en général, d'une confiance équivoque plutôt que d'une foi complète dans ses vertus, et contribue toujours à le discréditer.

Aussi, préférant la consécration qui vient de l'expérience à celle qui vient de la vogue, nous nous sommes appliqués à observer attentivement les phénomènes qui pouvaient servir à déterminer leur mode d'action, en demandant aux faits eux-mêmes ce qu'on doit établir de précis sur des propriétés curatives qui ont été regardées en même temps comme émollientes, calmantes, stimulantes et résolutives.

Les conferves sont employées, soit pour modifier le tissu même de la peau, comme dans certaines formes d'affections cutanées (eczéma, urticaire, lichen, prurigo, psoriasis), soit pour agir par l'intermédiaire de cette membrane sur les tissus qu'elle recouvre (névralgies, rhumatisme, goutte, maladies du système musculaire et articulaire, etc.).

Maladies de la peau. — Nous avons observé plusieurs cas d'urticaire chronique, de lichen et de prurigo, ayant résisté à des médications énergiques et variées, et qui ont été améliorés notablement par le traitement thermal de Néris, composé de bains, de douches et de frictions avec les conferves. Nous mentionnerons seulement ici les phénomènes qu'il faut rapporter directement à l'usage de ces frictions.

Elles ont été pratiquées vingt ou trente jours de suite pendant le séjour des malades dans le bain; elles duraient de quinze à vingt-cinq minutes. Leur effet immédiat a presque toujours été de produire un sensation légère de picotement, quelquefois de cuisson, dans les plaques ortiées et dans les points où la peau était le siége de papules et d'exfoliations; mais cette sensation se calmait rapidement lorsque les malades séjournaient quelque temps dans l'eau, et la rougeur légère qui s'était développée disparaissait en général dans l'espace d'une demi-heure, quel que fût son degré d'intensité.

Dans l'eczéma aigu, que la maladie fût récente ou qu'elle durât déjà depuis longtemps, les frictions avec les conferves ont toujours donné lieu à des symptômes d'excitation assez prononcés pour nous forcer à en suspendre l'emploi.

Dans l'eczéma subaigu, lorsque la peau est encore légèrement suintante ou lorsqu'elle est recouverte de lamelles comme épidermiques, mais formées en grande partie par la sérosité desséchée, les frictions ont constamment déterminé de la rougeur et de la chaleur; quelquefois même elles ont ranimé assez vivement le travail inflammatoire. Nous avons fait souvent frictionner avec les conferves des surfaces de la peau qui avaient été le siége d'une inflammation sécrétoire à une époque déjà éloignée, et sur lesquelles il reparaissait de temps à autre une légère exfoliation épidermique. Les petites écailles se détachaient facilement; on voyait se développer en même temps une rougeur et une cuisson très-légères. Les premières frictions étaient plus excitantes que celles qui suivaient, la susceptibilité de la peau diminuant progressivement. Nous avons vu des malades exposés depuis longtemps à des éruptions vésiculeuses autour des lèvres, des oreilles, des aisselles, puis à des exfoliations épidermiques sèches, et chez lesquels les récidives sont devenues moins fréquentes et moins intenses, comme si cette espèce d'irritation substitutive, renouvelée chaque jour par le traitement thermal, avait modifié le tissu de la peau au point de lui faire perdre l'habitude de l'inflammation première. Dans quelques cas d'*acne indurata*, les frictions avec les conferves, employées simultanément avec les douches de vapeur, ont exercé une action résolutive manifeste.

Dans les maladies squameuses (*psoriasis, lepra vulgaris*), lorsque les plaques rouges de la peau avaient été dépouillées de leurs écailles, l'usage des conferves a encore produit de l'irritation. Nous n'avons à consigner aucun fait qui prouve que, dans la suite, l'affection se soit modifiée profondément.

Nous pouvons conclure de ces observations que, dans les différentes formes de maladies de la peau pour lesquelles les conferves ont été utilisées en frictions :

1° *L'action émolliente et calmante proprement dite n'a pas été observée ;*

2° Que c'est, au contraire, une *action excitante à des degrés divers qui s'est manifestée.*

Boirot-Desserviers, en parlant des bains de boues de Néris, dit qu'ils ont une activité *étonnante* sur le système dermoïde, et bien supérieure à ceux de Saint-Amand et de Padoue, au rapport de personnes qui ont fait usage des uns et des autres.

Les frictions avec la plante thermale ont encore été appliquées dans les cas de névralgies faciale, intercostale, sciatique, plantaire, etc. La part qu'elles méritent dans le résultat obtenu est difficile à faire, puisqu'elles étaient employées simultanément avec les autres moyens thermaux.

Affections articulaires, etc. — Mais c'est surtout contre certains états pathologiques des systèmes musculaire et articu-

laire que nous les avons vues réussir le plus avantageusement. Ces états pathologiques, différant les uns des autres
par les causes qui les produisent et par les lésions matérielles ou les troubles fonctionnels qui les constituent, ont
été appréciés exactement dans un de mes mémoires que
l'Académie de médecine a récompensé. Nous signalerons
seulement ici qu'elles se rapportent à des hydarthroses, à
des tumeurs blanches des parties molles, à des gonflements
suite d'entorses, à certaines contractures musculaires, etc.
Parmi les cas plus simples, nous mentionnerons les engorgements périarticulaires permanents autour des jointures
rhumatisées, et qu'on rencontre le plus ordinairement dans
celles des doigts, des orteils, du carpe et du tarse. Ils ont
leur siége dans les téguments et dans les parties plus profon-
des. Les capsules articulaires sont souvent distendues par un
peu d'épanchement synovial. En général, cet état ne s'accompagne ni de chaleur, ni de rougeur, et c'est principalement
dans ces circonstances que les frictions sont très-utiles. Cependant nous les avons souvent employées, même quand il
subsistait encore une congestion active accompagnée d'un
certain degré d'inflammation. La stimulation qui en résultait
se trahissait par du gonflement et par une rougeur assez vive,
mais non persistante, et une amélioration prononcée ne se
faisait pas longtemps attendre. Nous avons noté que presque
toujours les mouvements de l'articulation gagnaient en force,
en souplesse, en étendue, avant que le gonflement lui-même
eût diminué d'une manière sensible.

Modes d'administration. — L'étude à laquelle nous nous
sommes livré démontre que l'action thérapeutique doit varier suivant qu'on se sert des conferves à l'état récent, ou des
conferves qui ont vieilli.

C'est surtout en frictions qu'il convient de les employer,
pour profiter en même temps des avantages qui résultent de

l'espèce de massage que subit la partie frictionnée ; l'application sous forme topique n'est pas usitée à cause de la difficulté qu'elle présente, et parce que l'abaissement rapide de la température forme dans beaucoup de cas une contre-indication absolue.

Les frictions sont pratiquées, soit pendant le bain, soit au sortir du bain, soit dans l'intervalle des bains.

Leur durée n'a rien de fixe. On les continue d'ordinaire jusqu'à ce que la plante soit réduite en détritus. Leur nombre est subordonné, au point de vue thérapeutique, à une foule de conditions qu'il serait superflu d'indiquer. Mais une circonstance qui porte avec elle son enseignement, et qui aurait dû depuis longtemps provoquer des modifications urgentes dans la disposition des bassins, c'est que pendant les mois de juillet et d'août la génération des conferves, quoique au moment de sa plus grande activité, n'était nullement en rapport avec les besoins de la consommation.

Depuis des années, les modifications apportées dans l'approvisionnement des eaux minérales, les exigences du service des bains, ont nui singulièrement au développement des conferves, par les variations constantes du niveau de l'eau chaude dans le bassin où elles prenaient naissance. J'ai demandé qu'un bassin spécial fût affecté à la production des cryptogames thermales. On pourrait ainsi choisir, suivant les indications, la plante jeune ou la plante ancienne, et tous les besoins des malades seraient satisfaits suivant les prescriptions médicales.

Mode d'action. — Les conferves sont-elles redevables de propriétés spéciales à un ou à plusieurs ingrédients actifs figurant parmi les éléments qui les constituent ; ou bien n'agissent-elles que par l'eau minérale qu'elles contiennent, et par conséquent aux mêmes titres qu'elle ?

Les résultats obtenus dans notre pratique personnelle nous

font penser que c'est à l'eau minérale qu'il faut rapporter en grande partie, pour ne pas dire exclusivement, les effets qu'on est tenté d'attribuer en propre aux conferves. L'examen des faits observés avec attention ne nous a pas permis de constater une différence sensible entre les phénomènes qui se passaient chez des malades atteints d'affections semblables, et dont les uns étaient soumis au traitement thermal sans l'emploi des conferves, tandis que les autres ajoutaient cette ressource comme auxiliaire aux bains, aux douches et aux étuves. Dans le prurit de la vulve, par exemple, dans l'intertrigo, dans certaines autres affections cutanées, les surfaces malades rougissent sous l'influence d'un bain, à peu de chose près, comme sous l'influence d'une friction avec la plante thermale ; et si l'excitation produite est plus forte dans le second cas que dans le premier, c'est parce qu'il vient se joindre à l'action de l'eau une action mécanique tenant à la friction elle-même, et une action irritative toute de contact due à la présence des cristaux insolubles de chaux carbonatée très-abondants, surtout quand on se sert de la plante qui a vieilli. Du reste, cette stimulation locale, et surajoutée en quelque sorte, n'est jamais bien durable, et elle ne s'éveille facilement que dans les parties où le derme n'est pas complétement protégé par l'épiderme, ou bien dans celles qui sont encore le siége d'un état congestif ou d'un travail inflammatoire.

Je saisirai l'occasion de signaler ici les améliorations durables et même quelques cas de *guérison complète* obtenus par les eaux de Néris et par les frictions avec les conferves dans cette insupportable maladie (le prurit de la vulve), qui fait le désespoir des femmes à l'époque de la ménopause, et après que la fonction mensuelle est tout à fait terminée.

Le professeur Chomel *savait* ce que notre traitement produisait en pareil cas ; parmi les malades qu'il dirigeait chaque année vers nos thermes pour cette cruelle affection, j'en ai noté une dont l'observation sera publiée ultérieurement. Chez elle, le prurit existait déjà de longue date. Il s'était accru rapidement dans des proportions considérables et avait fini par déterminer des lésions anatomiques qui n'existent pas d'ordinaire dans cette maladie. En dehors des autres symptômes habituels : démangeaison, cuisson brûlante la nuit surtout, rougeur intense et excoriation de la muqueuse vaginale, accès névralgique quand la miction des urines s'opérait, etc., il y avait encore une induration, une hypertrophie considérable de la peau et de la muqueuse s'étendant jusqu'à l'anus et constituant dans toutes ces parties une véritable *monstruosité*. Des bains journaliers *prolongés* pendant cinq ou six heures, et des frictions à *température très-élevée*, renouvelées deux et trois fois en vingt-quatre heures, *ont triomphé en une seule saison de cette maladie rebelle*. L'amélioration sensible, commencée sous nos yeux, s'est changée en guérison complète dans l'espace de trois mois environ.

La difficulté de tracer des attributions médicatrices distinctes apparaît encore, lorsqu'on cherche à démêler dans l'ensemble des effets curatifs ce qui revient au traitement thermal général et ce qui pourrait appartenir exclusivement aux conferves. Mais il ne faut pas leur faire une part trop large dans la résolution plus ou moins complète des accidents. Les analyses relatées plus haut ont découvert, il est vrai, dans leur substance un principe (l'iode) dont la présence est insignifiante dans l'*eau minérale;* mais en quelle proportion doit-il se trouver dans la conferve récente dont on fait le plus habituellement usage, puisqu'on ne l'a évalué qu'à 1/5ᵉ de milligramme pour 100 grammes dans les conferves anciennes? Quant au fer, s'il existe en quantité plus notable que dans les résidus d'évaporation, il est à un état de combinaison qui rend son efficacité bien équivoque.

On a beaucoup vanté (et beaucoup trop, suivant nous) les propriétés *émollientes, calmantes*, des conferves. L'aspect gélatineux du végétal à l'état récent a probablement fait croire à l'existence d'une matière particulière formant un élément distinct et jouissant par lui-même de propriétés adoucissantes. Cet état gélatineux n'est déterminé et maintenu que par la présence de la pectose, dont la proportion doit être bien faible, puisqu'une masse pesant 305 grammes à l'état frais contient, comme nous l'avons indiqué, 300 parties d'eau contre 5 parties seulement de résidu sec formé par la trame végétale. C'est dans cette trame végétale que se trouve l'albumine végétale; elle en fait partie intégrante, et quand l'action de frictionner a détruit la plante dans laquelle elle retenait le liquide minéral en quelque sorte à l'état de combinaison, c'est dans les débris végétaux qu'il faudrait la chercher, si l'on pouvait l'isoler, et non pas dans l'eau, car elle y est complétement insoluble. Nous ne savons pas à quelle partie gélatineuse M. Richond des Brus fait allusion, quand il dit, dans sa *Notice sur les eaux thermales de Néris*, en parlant de la conferve récente et maniée dans le bain : *«Ses éléments se désagrégent* » *aisément; la partie gélatineuse se dissout.»* S'il a constaté la présence d'une matière gélatineuse soluble, il a omis d'en signaler la nature et de dire si elle peut rendre compte des propriétés émollientes, calmantes qu'il reconnaît aux conferves. *« Pour les parties enflammées, douloureuses,* ajoute-t-il, » *c'est le plus précieux des cataplasmes.»* M. le docteur Forichon regarde aussi les bains de limon *comme étant très-émollients et des plus agréables à la peau*. Nous enregistrons d'autant plus volontiers ces faits, qu'ils appellent notre attention sur des phénomènes que des observations nombreuses n'ont pas mis en évidence à nos yeux. La difficulté de maintenir en place les masses gélatiniformes, glissantes, et de leur conserver une température convenable, nous a fait renoncer depuis longtemps à l'usage des conferves sous forme de cataplasmes ; mais chaque fois qu'une application locale a été faite sur des parties enflammées, douloureuses, nous pouvons affirmer que l'effet obtenu n'était en rien semblable à celui que produit, en pareil cas, un cataplasme de farine de graine de lin, par exemple, dans lequel l'eau simple à une température de 34 ou 38 degrés centigrades doit compter comme agent thérapeutique autant que le principe mucilagineux. Les cataplasmes de conferves imbibent les tissus non plus d'eau simple, mais d'eau minérale, et il est tout naturel alors qu'elle agisse par ses propriétés ordinaires qui, pour nous, sont loin d'être *émollientes*, dans la véritable acception du mot.

L'observation clinique vient ici nous prêter son appui, en démontrant que les phénomènes d'excitation augmentent souvent lorsqu'on met des conferves en contact avec certaines parties enflammées, douloureuses (comme dans le phlegmon, par exemple), qui s'accommoderaient très-bien, au contraire, des émollients ordinaires ; tandis que ces mêmes conferves, appliquées sur des articulations rhumatisées où persiste encore de la rougeur et de la douleur, produisent des résultats bien autrement avantageux que des cataplasmes de farine de graine de lin. C'est que l'effet calmant ne dépend pas d'une propriété toujours identique, et des *excitants légers* peuvent, dans des circonstances données, conduire plus sûrement que les émollients à un résultat thérapeutique secondaire semblable, celui d'apaiser la douleur.

Nous avons cru ces réserves utiles pour établir que nous attachions moins d'importance aux propriétés émollientes des conferves qu'à leurs propriétés stimulantes et résolutives. Il nous semble qu'on a promis pour elles plus qu'elles ne donnent en réalité, et nous ne comprenons pas facilement comment le même remède, comme le dit encore M. Richond

des Brus, possède le privilége, tantôt « d'augmenter la pro-
» priété émolliente des bains, de blanchir, d'adoucir la peau,
» tantôt de ranimer l'énergie musculaire, de faire une déri-
» vation dans les *cas de paralysie apoplectique*, d'agir contre
» les hydarthroses, les fausses ankyloses, les tumeurs blan-
» ches, les cicatrices adhérentes. »

Toujours est-il que les frictions avec les conferves constituent dans le traitement thermal une ressource de plus qui
permet de soumettre quelques parties isolées à l'influence de
l'eau minérale, et de localiser en quelque sorte son action en
la rendant ainsi plus continue et plus énergique.

CONCLUSIONS.

1° La matière organique des eaux de Néris ne peut s'obtenir à l'état de pureté. L'évaporation, quoique très-ménagée,
la détruit.

2° La plante qui se développe dans les eaux de Néris, et à
laquelle nous proposons de donner le nom de conferve,
appartient à la *classe des algues*, à l'*ordre des confervoïdées*, à
la *famille des confervacées*.

3° Elle existe sous trois états différents, qui permettent
d'établir trois espèces distinctes : 1° la conferve des bassins
chauds ; 2° la conferve du bassin de réfrigération; 3° la conferve qui se développe sur les murs des locaux où l'eau minérale se vaporise spontanément.

4° La conferve des bains chauds est seule employée dans
la thérapeutique thermale.

5° On s'en sert sous forme de frictions.

6° Ses effets immédiats, que la plupart des auteurs regardent comme *émollients*, comme *calmants*, nous ont semblé être
des effets *stimulants, excitants*.

7° Ses propriétés sont résolutives.

D'où vient cette matière organique que l'on trouve en si grande quantité dans l'eau de Néris?

M. Filhol (*Eaux minérales des Pyrénées*) dit qu'en général les matières organiques tenues en dissolution soit par les eaux minérales, soit par les eaux potables, sont de nature azotée. Quand on les trouve dans des eaux qui coulent à la surface du globe, on ne s'enquiert pas de leur origine, qu'on recherche plus attentivement quand on les voit faire partie de certaines eaux thermales qui viennent évidemment d'une grande profondeur. Il est assez naturel de penser que les eaux minérales ont pris à la surface du sol la matière organique, qu'elles l'ont entraînée au sein de la terre, et la ramènent avec elles à la surface. On expliquerait ainsi, sans peine, pourquoi la source de cette matière semble être intarissable.

M. Lecoq ne saurait adopter cette hypothèse, car alors la matière organique devrait se trouver dans les sources minérales ou non, puisque ces dernières résultent surtout des eaux de pluie qui lavent le sol, et que la plupart sont au contraire d'une extrême pureté. Elle peut être formée de toutes pièces dans l'intérieur du globe. Les bitumes, qui sont aussi des produits organiques, ont la même origine souterraine.

En insistant aussi longuement sur la composition intime de la conferve de Néris, nous avons eu pour but de rechercher si l'efficacité de l'eau minérale dans laquelle on la trouve lui revenait en grande partie, comme l'ont prétendu quelques auteurs.

M. Robiquet, qui pendant son séjour à Néris a étudié cette conferve, « attribue plus volontiers l'efficacité des eaux à » cette substance inconnue qu'à aucune de celles qui y co- » existent. Il est probable qu'elle est azotée, et par cela même » plus susceptible de s'assimiler à nos organes, de les péné- » trer et d'y ranimer la vie. »

M. de Falvart-Montluc y attachait aussi une grande importance : « C'est probablement aux éléments de cette substance
» que les eaux doivent leurs principales vertus. »

Et ailleurs.... « Cette substance, par son volume et ses
» propriétés, donne un caractère tout particulier à ces eaux
» qui, n'étant ni sulfureuses, ni proprement gazeuses, ni
» salines, semblent n'appartenir à aucune des divisions éta-
» blies pour les eaux minérales. »

Nous avons indiqué les effets thérapeutiques qu'on obtient
par l'application directe de la conferve sur les parties malades ; mais, tout en admettant que la petite quantité de matière organique tenue en dissolution dans l'eau soit de la
même nature, nous ne saurions expliquer par elle les propriétés salutaires des eaux de Néris. Au surplus, l'agrégat
hydrominéral ne doit pas être dissocié quand on étudie son
action sur l'économie ; elle dérive de toutes les substances
qui le composent, et non pas d'une seule ou de plusieurs
d'entre elles. L'opinion des médecins et des chimistes est
loin d'être unanime, quand il s'agit d'apprécier la valeur
thérapeutique des eaux minérales. Pour les uns, leurs propriétés sont en raison directe de la nature et de la quantité
des principes qu'elles contiennent ; la question de température leur est subordonnée. Pour les autres, cette composition
ne joue qu'un rôle secondaire ; car l'analyse même la plus
exacte ne présente probablement pas le groupement naturel
des éléments constitutifs, mais un groupement artificiel, en
quelque sorte, qui s'est produit pendant les opérations chimiques que l'on a fait subir aux eaux minérales, et principalement pendant l'évaporation. S'il en est ainsi, il résulte de
là une première conséquence : c'est que l'on doit demander
à la chimie, dans l'analyse d'une eau minérale, non pas une
détermination exacte de la nature des sels, mais seulement
une détermination de la quantité des principaux éléments

d'une part, et, d'une autre part, non plus la quantité, mais la nature d'un certain.nombre d'autres éléments dont la proportion est évidemment trop peu considérable pour permettre de les peser exactement.

Ce qui est déjà très-difficile pour les principes inorganiques devient tout à fait impossible pour les matières organiques ; on ne peut déterminer ni leur quantité, ni leur nature, d'abord parce qu'on manque de réactifs pour cette détermination, ensuite parce que leur proportion est, en général, trop peu considérable. Et cependant ces matières peuvent jouer un certain rôle dans l'action thérapeutique, et doivent entrer en ligne de compte lorsqu'on vient à apprécier la valeur d'une eau minérale.

Nous croyons fermement que les effets des eaux minérales ne sont pas subordonnés à la quantité des éléments chimiques qu'elles renferment, et nous sommes heureux d'être, sur ce point, en communauté d'opinion avec l'un de nos plus éminents chimistes, M. le professeur Fremy. Il est des eaux actives qui ne contiennent cependant qu'une proportion de principes minéralisateurs tout à fait insignifiante. Plombières, Néris en France, Wildbad dans le Wurtemberg, Gastein dans la Bavière, sont dans ce cas. Niera-t-on leur activité ? Ou bien, si on la reconnaît, objectera-t-on qu'elles ne la doivent qu'à leur température ? Mais nier l'activité de ces eaux ce serait nier l'expérience, ce serait accuser d'erreur ou de mauvaise foi des observateurs qui ont proclamé les mêmes résultats pendant une longue suite d'années, et, pour faire justice de la toute-puissance de la température, il suffirait d'établir que l'eau chaude naturelle appliquée dans les mêmes conditions ailleurs, et loin des eaux minérales, ne produit pas les mêmes résultats.

Pour nous, la base vraiment solide de toute histoire d'eaux minérales ne repose que sur les faits physiologiques

et thérapeutiques. Quand l'expérience a prouvé qu'une eau
minérale n'est pas nuisible, quand des observations conscien-
cieuses démontrent ses vertus salutaires, il faut d'abord
accepter le fait d'efficacité, puis rechercher dans l'étude de
l'action physiologique les moyens d'apprécier exactement son
influence sur chaque appareil, afin d'obéir avec plus de discernement aux indications qui doivent en régler l'emploi,
et enfin se livrer aux investigations qui peuvent établir si le
liquide qui la produit est fortement ou peu minéralisé ; s'il
doit ses propriétés, soit à un groupement particulier des
matières que le chimiste y découvre, soit à des corps qu'il ne
peut ni trouver, ni reproduire, soit à des modifications spéciales des matières organiques, soit enfin à l'action récipro-
que de la chaleur et des divers éléments tenus en dissolution.

Nous ne sommes plus au temps où Juncker écrivait : « *Chi-
miæ usus in medicina fere nullus,* » et nous ne voulons pas
diminuer l'importance du rôle de la chimie dans l'étude des
eaux minérales ; mais malgré le perfectionnement des procédés analytiques, l'opinion de Fourcroy, reproduite par
Orfila, n'a encore rien perdu de sa valeur aujourd'hui :
« L'art de connaître les différents sels dissous dans les eaux,
» d'en estimer la proportion, est un des travaux les plus dif-
» ficiles qu'on puisse proposer en chimie. » Les progrès de la
science n'ont pas fait cesser les contradictions entre les
expérimentateurs ; peut-être même ont-ils contribué à les
augmenter. Comment alors les inductions pratiques pour-
raient-elles être rigoureuses, si les vérités sur lesquelles on
voudrait les appuyer varient de jour en jour ?

Nous exposerons ici succinctement les recherches auxquelles nous nous sommes livré pour déterminer l'action
des eaux de Néris sur la transpiration cutanée et sur les
urines. Nous nous sommes basé sur les résultats obtenus et
signalés par Becquerel, dans sa *Séméiotique des urines,*

L'homme et la femme adultes sécrètent, dans l'espace de
vingt-quatre heures, des quantités d'urine qui peuvent être
représentées par des moyennes assez exactes. Celles qui ont
été déduites d'un nombre d'expériences assez considérable
sont les suivantes :

	Eau.	Principes solides.
Hommes.............	1227,779	39,521
Femmes.............	1387,480	34,211
Moyenne générale......	1282,634	36,866

Ces nombres peuvent être regardés comme l'expression
de l'état physiologique, de l'état dans lequel il y a pour les
urines une sorte de balancement entre la sécrétion urinaire
et la perspiration cutanée. Or, si une cause quelconque vient
à rompre cet équilibre, il y aura des modifications dans l'une
des deux fonctions. Par exemple, si l'eau et les parties solides de l'urine sont diminuées, il faut, de toute nécessité,
que la transpiration pulmonaire ou cutanée soit augmentée.
Nous supposons, bien entendu, qu'il n'existe pas de sécrétion anormale, de diarrhée, par exemple, chez les individus
soumis à l'observation. Si, au contraire, l'eau et la somme
des parties solides de l'urine sont augmentées, il est évident
qu'il y aura eu une diminution de transpiration pulmonaire
et cutanée. Ne pouvant pas mesurer les deux dernières, nous
avons opéré, en nous basant sur cet équilibre, et nous avons
recherché ce qu'était la sécrétion urinaire chez des individus avant le traitement par les eaux de Néris, et ce qu'elle
devenait au milieu du traitement.

Voici les résultats obtenus :

Les urines des vingt-quatre heures ont été examinées la
première fois la veille, et la seconde fois après le quinzième
jour du traitement, qui se composait de bains, de douches,
de bains de vapeur et d'eau minérale en boisson.

Nous ferons remarquer que tous les nombres sont généralement un peu faibles; car nous n'avons jamais pu obtenir des malades qu'ils rendissent et conservassent leur urine avant d'aller à la garderobe.

Il y a donc un peu moins d'urine pour chacun d'eux, et comme la même circonstance s'est reproduite pour tous, nous avons pu en faire abstraction dans les résultats généraux où il ne s'agit que d'apprécier des différences et non des résultats absolus.

	RÉSULTATS AVANT LE TRAITEMENT.		RÉSULTATS APRÈS QUINZE JOURS DE TRAITEMENT.		DIFFÉRENCE.	
	Eau.	Part. solid.	Eau.	Part. solid.	Eau.	Part. solid.
Hommes.........	778,604	28,113	628,325	25,817	150,276	2,297
Femmes.........	810,160	27,556	658,530	24,058	151,630	3,498
Moyenne générale.	794,301	27,335	643,427	25,237	150,374	2,098

On voit, d'après ce tableau, que le régime alimentaire étant le même, et plutôt augmenté que diminué, les quinze jours de traitement ont suffi pour produire dans les urines les résultats suivants.

L'eau a notablement diminué de quantité; les parties solides que cette eau tient en dissolution ont également diminué et presque toujours du même chiffre. Nous avouerons même qu'il est rare, en d'autres circonstances, de voir des résultats aussi constants que ceux que nous avons consignés dans nos observations.

La conclusion qui ressort de ces faits, c'est que, sous l'influence des eaux de Néris, malgré une nourriture plus abondante, malgré l'oisiveté dans laquelle restent les malades, malgré la quantité de liquide qu'une soif vive les oblige à ingérer dans l'économie, la proportion de l'eau et des principes salins diminue dans les urines, ce qui ne peut tenir à

une autre cause qu'à l'augmentation proportionnelle de la
perspiration cutanée ou pulmonaire.

Quant à l'acidité des urines, l'examen fait avant et après
le bain, pendant les 12ᵉ, 13ᵉ, 14ᵉ, 15ᵉ, 16ᵉ et 17ᵉ jour du traitement à l'hôpital, en 1867, nous a donné les résultats suivants :

Hommes.

Chez 20 malades affectés de névralgies, rhumatismes, ar-
thrite, ostéite, l'urine a *toujours* présenté le caractère acide
avant le bain, excepté chez l'un d'eux affecté d'ostéite du
tarse, où elle était légèrement alcaline.

Elle est devenue *légèrement alcaline :*

Après le 13ᵉ bain..............................	1 fois.
le 14ᵉ bain..........................	1
le 15ᵉ bain..........................	3
le 16ᵉ bain..........................	1
le 17ᵉ bain..........................	2

Cette alcalinité passagère n'a point persisté chez les autres
malades ; l'urine est restée acide à divers degrés.

Femmes.

Chez 30 malades affectées de rhumatismes variés, de névralgies, de suites de contusions, d'arthrites, etc., l'urine, acide
avant le bain, est devenue, après le bain, fortement alcaline :

Après le 12ᵉ bain..........................	1 fois.
Légèrement alcaline :	
Après le 13ᵉ bain..........................	3 fois.
le 14ᵉ bain..........................	2
le 15ᵉ bain..........................	3
le 16ᵉ bain..........................	4
le 17ᵉ bain..........................	2

L'acidité, à divers degrés, a persisté chez les autres malades.

On voit que *les urines sont presque toujours restées acides*, et nous avons trouvé souvent au fond des vases des urates acides et de l'acide urique sous forme de poussière amorphe. Aussi avons-nous été surpris de voir, dans la notice publiée par M. Richond des Brus, que « *les urines deviennent légèrement alcalines lorsque les eaux de Néris sont continuées pendant quelque temps à la dose de 3 à 4 verres par jour.* »

L'alcalinisation, même légère, de l'urine par les eaux de Néris, serait, si elle était constante, un fait nouveau dans la science. Il est donc regrettable de ne pas connaître, et, par conséquent, de ne pas pouvoir apprécier les conditions dans lesquelles elle a été constatée. Sur quelles espèces d'urines a-t-on expérimenté? Combien de temps s'était-il écoulé entre le moment de l'émission de l'urine et le moment où elle a été examinée? L'indication de ces circonstances aurait eu son intérêt; car *l'eau de Néris ne contient pas une proportion de sels de soude capable de rendre les urines alcalines*, et il eût été utile de grouper autour du fait annoncé tous les renseignements propres à diminuer les incertitudes qu'il soulève dans l'esprit. Nous ne passerons pas en revue les différentes causes d'erreur contre lesquelles il faut se tenir en garde dans les expériences sur les urines; nous rappellerons seulement que, du moment que le liquide est hors de la vessie, l'urée commence à se transformer en carbonate d'ammoniaque, et que la présence de ce corps, qui augmente d'une manière incessante, diminue insensiblement l'acidité de l'urine, la rend un instant neutre et finit par déterminer son alcalinité. Cet effet se produit plus rapidement en été qu'en hiver. Toutefois les nombreuses expériences que nous avons faites ont presque toujours été pratiquées dix ou douze heures après la dernière émission des urines, par la tempé-

rature la plus élevée de l'année, et ce n'est que *par
exception que nous avons constaté des urines alcalines*, bien que
les malades eussent absorbé l'eau minérale par la boisson
et par les bains.

J'ai recherché avec attention l'influence que le traitement
par les eaux de Néris exerçait sur la menstruation, et j'ai vu
qu'il augmentait d'une manière constante l'activité des fonctions de l'utérus. Je suis persuadé que je reste dans la vérité
en affirmant que, 75 fois sur 100, *les règles sont avancées*.
Dans des cas assez rares, leur retour périodique s'effectue
régulièrement; et, dans d'autres, plus rares encore, il est
retardé.

Cette activité fonctionnelle commande certaines précautions dans leur administration, et je m'enquiers toujours auprès des malades si un état de grossesse n'en contre-indique-
rait pas l'emploi. Le précepte institué par Nicolas de Nicolay,
pour les eaux de Bourbon-l'Archambault, trouverait à Néris
la même application : « *mais aux femmes enceintes est défendu
d'en boyre et de s'y lauer.* »

Le tableau suivant, auquel il nous eût été facile de donner
plus de développement, a été relevé sur 50 malades de l'année 1867. Il représente assez exactement les changements
qui s'opèrent dans la fonction mensuelle lorsque l'eau minérale a été employée en bains, en douches extérieures et en
douches vaginales.

Tableau relatif à la menstruation.

AGE DES MALADES.	NOMBRE DE			Règles avancées de
	Bains.	Douches.	Douches vaginales.	
13 ans	4	1	»	3 jours.
14	6	»	»	5
14	5	»	»	4
14	9	3	»	5
15	7	»	»	6
15	»	10	»	4
16	10	4	»	7
16	2	»	»	8
17	13	5	»	7
18	11	6	»	6
18	8	»	»	4
19	10	5	»	5
19	6	2	»	2
20	3	1	1	9
20	7	»	1	5
20	3	»	»	7
21	8	»	»	11
21	4	2	»	6
21	6	»	2	7
22	6	3	»	4
22	10	7	5	6
22	11	4	7	5
23	8	5	4	7
24	5	3	»	7
25	14	11	8	10
25	16	10	13	3
26	2	»	»	8
27	10	7	»	6
28	9	6	»	2
28	23	»	»	4
29	11	3	»	4
30	16	8	10	6
31	14	10	»	3
31	10	7	»	2
32	3	»	»	12
33	2	»	»	8
33	17	14	»	9
33	15	12	8	2
34	18	15	»	5
36	11	»	»	6
36	19	15	»	4
37	18	15	12	5
38	3	»	1	14
38	7	5	»	7
38	13	10	10	3
39	16	13	»	5
40	10	6	»	6
43	14	8	6	8
44	17	12	»	5
47	15	12	»	4

Il ressort de ces indications que les malades *encore réglées* doivent s'attendre à des mécomptes lorsqu'elles pensent pouvoir accomplir leur saison thermale entre deux époques. Les modifications qui surviennent dans la fonction mensuelle tiennent la première place parmi les causes diverses qui peuvent prolonger leur séjour aux eaux. Suivant nous, le traitement *doit être rigoureusement interdit pendant toute la durée de la période cataméniale.* Des infractions nombreuses aux conseils de la médecine ont déterminé souvent, sous nos yeux, des accidents trop graves pour que notre conviction à cet égard ne soit pas fermement établie. Il faudra donc que les malades calculent leur temps *sur une avance probable des règles,* qu'elles commencent la cure dix ou quinze jours avant leur retour présumé, afin de pouvoir la terminer après le repos qu'elles auraient occasionné.

On arrive maintenant à Néris de tous les points de la France, à l'aide des chemins de fer, qui aboutissent à Montluçon. Des voitures et des omnibus, desservant les trains divers, font le trajet en trois quarts d'heure. Il est même question d'établir aux Ferrières, à 4 kilomètres de distance, une gare de voyageurs.

La ville compte assez d'hôtels et de maisons particulières pour donner une hospitalité convenable aux malades qui fréquentent l'été la station thermale. Presque tous les habitants de la partie désignée sous le nom des *Bains* ont disposé des appartements et des chambres pour les recevoir. Il serait à désirer que des constructions nouvelles s'élevassent à la place de ces vieilles maisons qu'une couche de badigeonnage vient rajeunir chaque année, et qu'on y installât un peu du confortable que l'on sait introduire partout aujourd'hui.

Sous le rapport de la nourriture, les malades sont traités

à Néris avec une abondance et une recherche qui, dans certaines maisons, touchent presque à la prodigalité. Les chemins de fer apportent, chaque jour, une partie des denrées alimentaires, et aident les maîtres d'hôtels à charger leurs tables de poissons, de gibier, de fruits et de légumes de toutes sortes. Je suis étonné que l'industrie d'un restaurateur ne se soit pas encore établie dans le pays, pour subvenir aux besoins de tant de personnes qui logent dans les maisons particulières. Il y a longtemps aussi que je forme des vœux pour l'installation d'un fourneau économique, où moyennant une modique redevance, les malheureux qui forment en si grande partie la clientèle des eaux, trouveraient à se nourrir convenablement.

Le service qui, soit dit en passant, laisse beaucoup à désirer, est confié en général à des gens de la localité. Je veux bien croire qu'ils apportent dans leurs fonctions le zèle et l'activité dont ils sont capables. Mais le nombre des serviteurs est tout à fait insuffisant, et l'on ne saurait trop appeler sur ce point l'attention des maîtres d'hôtels. C'est à eux aussi qu'il faut recommander de solliciter, et au besoin d'aider l'administration, pour qu'elle procure à Néris une quantité suffisante d'eau potable. Il n'y a, dans le pays, qu'*une fontaine publique*, située à l'angle de l'hôtel du Midi : son eau est toujours fraîche, et *elle n'a pas encore tari pendant les grandes chaleurs de l'été;* mais parfois les infiltrations de matières étrangères viennent l'adultérer et lui communiquer des qualités malfaisantes.

Les puits des maisons particulières sont creusés dans le roc à une profondeur plus ou moins grande. Leurs eaux contiennent les substances puisées dans les terrains qu'elles ont traversés. La sécheresse continue exerce aussi de l'influence sur leur débit. A ce propos, M. Lefort s'exprimait ainsi devant la Société d'hydrologie : « Permettez-moi d'aborder un autre sujet qui, s'il ne rentre pas tout à fait dans l'ordre des questions que la Société a à cœur de voir résoudre, ne peut vous rester indifférent, parce qu'il touche de trop près au bien-être des malades qui se rendent tous les ans à Néris : nous voulons parler des eaux douces utilisées pour la boisson ordinaire.»

A Néris, la *plupart des personnes étrangères à la localité, soumises ou non à un traitement hydro-minéral,* ne tardent pas à subir une action purgative très-marquée. De l'avis de notre collègue, M. de Laurès, à qui nous empruntons ce détail, ces déjections alvines, dans les circonstances ordinaires, sont dues non à l'eau minérale elle-même, mais à la mauvaise qualité des *eaux douces employées en boisson,* et à l'impression qu'elles produisent sur des intestins qui ne sont pas habitués à les recevoir. Les habitants ne disposent que de l'eau de puits provenant des infiltrations de la montagne au bas de laquelle sont construits presque tous les hôtels. Il en résulte qu'après une succession de beaux jours ou bien les réservoirs se tarissent, ou bien l'eau qui y est contenue s'altère d'une manière sensible.

L'analyse démontre que les eaux douces de Néris s'éloignent considérablement, quant à la nature et à la proportion des matières salines, des eaux de sources et surtout des eaux de rivières. N'ayant pas eu l'action prolongée de l'air ambiant, d'une autre part, n'ayant été en contact qu'avec des roches de granit, les eaux de Néris ne renferment pas d'*acide carbonique libre,* et surtout elles contiennent à peine du *bicarbonate alcalin ou terreux, qui sont les principaux agents digestifs de toutes les eaux potables en général.*

L'eau de l'hospice, qui est réputée la meilleure parmi les habitants du pays, a été choisie pour l'analyse. Sans avoir une odeur désagréable bien prononcée, cette eau est légèrement fade. Le papier de tournesol n'y est nullement impressionné. Le chlorure de baryum ammoniacal et le nitrate de baryte n'y produisent pas de précipité de carbonate et de sulfate de baryte. Au contraire, le nitrate acide d'argent donne un précipité très-apparent de chlorure d'argent. Avec l'oxalate d'ammoniaque, on obtient de suite un précipité assez volumineux d'oxalate de chaux, La composition hypothétique de l'eau de puits de l'hospice, déduite de l'analyse quantitative des principes élémentaires, peut être ainsi représentée :

Eau..............................	1 litre
Température.........................	14°,5
Azote..............................	4^{cc},37
Oxygène	3,11
Bicarbonate de soude...............	traces.
— de chaux...............	traces.
Sulfate de chaux....................	traces.
Chlorure de calcium	0,234
Silicate de chaux et de magnésie.........	0,098
Matière organique.	traces.
Poids des principes fixes..............	0,332
Poids du résidu salin obtenu à 18° centigr..	0,325

Boirot-Desserviers avait déjà senti l'importance de procurer des eaux potables plus salubres à la population de Néris, *qui ne boit en général que des eaux de pluies, lourdes et de difficile digestion.*

Il est, en effet, indispensable d'arriver à ce résultat, d'autant plus que la configuration du sol se prête parfaitement à tous les travaux que l'on voudrait entreprendre.

Les eaux que les aqueducs apportaient anciennement à Néris marquent aujourd'hui, à l'hydrotymètre, environ 1,28.

Les Grosses Gouttes....................	0,50
Les Gouttes noires.....................	3
La fontaine du Sang.	0,50
Les Aprudies..........................	1,30
La fontaine du Lait....................	0,50
— du Loup....................	2
La Citerne............................	0,25

Les observations hydrotimétriques faites en août 1867, sur différentes eaux de la localité, m'ont donné :

Pour les eaux de MM. Bourgerolle.....   54 degrés hydrotimétriques.
        —   Lafont-Biton...,   53
        —   Migat.........   50
        —   Veyrrier.......   20
        —   Aubreton.,.....   23
        —   la Cave..,.   13
        —   Rivalles........   9

M. Lefort a trouvé que les eaux douces de la station thermale étaient sujettes à des variations de composition très-considérables.

	RIVALLES.	LAFONT-BITON.	FORICHON CYRIAQUE.
	Degrés hydrotimétriques.	Degrés hydrotimétriques.	Degrés hydrotimétriques.
Juillet (1865)...	8	52	44
Octobre (1865)..	4	20	50

Ces chiffres sont expliqués par l'état de concentration de l'eau douce, qui est beaucoup plus grande pendant l'été qu'en automne.

Les principaux puits de Néris lui ont donné, au mois de juillet 1865, les résultats suivants :

	Degrés hydrotimétriques.
MM. Forichon Pierre	86
Lafont-Biton....................	52
Bougerolle...................	50
Migat........	48
Forichon Cyriaque.................	44
Michel	40
Berger.....................	25
Aubreton....................	22
Veyrrier....................	18
La Cave	14
Rivalles	8

Tous ces degrés hydrotimétriques ne peuvent être considérés que comme des approximations, puisque la pureté des eaux varie suivant la saison, l'état de l'atmosphère, et le mélange avec une quantité plus ou moins grande d'eaux pluviales.

Dans les expériences de M. Faugière, chaque degré hydrotimétrique représente 1 décigramme de savon neutralisé par litre d'eau essayée.

La Font-Bouillant ou des Combes	1
La fontaine du Chicz de Durdat	2,250
Puits des Rivalles	2,375
Puits de l'hospice de Néris	2,500
Sources du pré des Rivalles	3
Puits du Café de la Chaumière	3,500
— de la Veuve Caillot, à la Croix-Coq	7,75
— des hôtels de la Source	8,950
Fontaine de la rue Reygner	9,250
— de la Cave	13,125
Source dans la cave de l'hôtel du Rhône	14,500
Puits de la Croix au Bourg	15,250
— de l'angle de l'hôtel du Midi	16,500
— de l'hôtel de la Promenade	18,250
Larbalctier au bourg	48,600
Puits de la maison Pille	50,265

C'est à la municipalité qu'appartient le soin d'approvisionner une quantité d'eau potable suffisante, et de la distribuer dans le pays à l'aide de fontaines publiques.

Les malades ne devraient pas être réduits à boire soit des eaux minérales transportées dans la localité (Vichy, Vals, Châteauneuf, Saint-Pardoux, Pougues, Condillac, etc., etc.), qui ne conviennent ni à tous les tempéraments, ni à tous les états de santé; soit de l'eau minérale refroidie, qui ne peut être prise que dans une quantité déterminée, qui n'est pas rafraîchissante par elle-même, qui ne parvient jamais, en été, à être parfaitement froide, et qui n'est pas, quoi qu'en ait dit Nicolay, « *très-aimable à boire, mesmement étant refroidie* ». Ce serait bien assez de la réserver pour les usages culinaires.

MODES D'ADMINISTRATION DES EAUX DE NÉRIS.

Les eaux de Néris sont administrées :
En boisson,
En bains,
En douches,
Et en vapeurs.

DE L'EAU MINÉRALE PRISE EN BOISSON.

Il y a, dans le grand établissement thermal, deux robinets
en argent, qui distribuent, pour la boisson, dans chaque
galerie, de l'eau minérale à la température de la source.
Mais c'est dans le puits de la Croix, dont la chaleur, comme
nous l'avons déjà dit, se maintient toujours entre 51 degrés
centigrades et 51 5/10, qu'est installée la conduite d'aspiration, qui verse, aux pieds de la statue d'Hygye, l'eau minérale aux buveurs. La plupart d'entre eux la prennent le
matin, avant ou après le bain, quelques-uns seulement pendant le bain. Elle manifeste son action sur le tube digestif
par une stimulation directe, et sur l'organisme tout entier
par l'absorption des principes qu'elle tient en dissolution.

Les doses auxquelles on doit boire une eau de température et de constitutions pareilles, ne sont pas indifférentes.
Elle varient d'un demi-verre à 4 verrées par jour, dont les
deux dernières sont bues ordinairement vers quatre heures
de l'après-midi, une heure et demie environ avant le dîner,
alors que les organes gastro-intestinaux sont dans un état
complet de vacuité. Je ne saurais trop insister sur les accidents de diarrhée et de dysenterie que peut produire l'ingur-

gitation irrationnelle d'une trop grande quantité d'eau, et j'ai toujours présent à la mémoire le fait d'un malade qui fut pris, quarante-huit heures après son arrivée à Néris, d'une dysenterie des plus inquiétantes survenues à la suite de l'ingestion de 26 verrées d'eau minérale dans l'espace de deux jours. Ses garde-robes ne pouvaient plus se compter tant elles étaient fréquentes, avec fièvre, soif vive, flux sanguinolent, ténesme rectal, épreintes, etc., etc. Il courut les dangers les plus sérieux.

L'eau minérale est souvent conseillée en gargarismes à sa haute température. Elle produit alors une irritation particulière de la muqueuse, à la suite de laquelle on voit s'effectuer la résolution de l'état phlegmasique siégeant, soit sur le voile du palais, soit sur l'amygdale, soit dans l'arrière-gorge.

Elle est administrée, dans ses autres modes d'application, au *grand* et au *petit* établissement thermal, où les malades trouvent une différence considérable de prix dans les remèdes dont l'usage leur est conseillé. Ces prix sont fixés par un tarif arrêté par M. le préfet de l'Allier.

GRAND ÉTABLISSEMENT

Le service médical du grand établissement est réglé par certaines précautions dont l'oubli nous a paru très-regrettable dans les autres établissements que nous avons visités, soit en France, soit à l'étranger.

Le trafic pour obtenir une place de faveur moyennant argent, n'a pas cours à Néris. L'employé qui le pratiquerait, serait immédiatement *renvoyé.* Les répartitions des baignoires est faite loyalement par le régisseur, *d'après l'ordre d'inscription des malades sur un registre déposé à cet effet dans son bureau.* Chacun choisit l'heure qui lui convient parmi celles qui sont disponibles.

Les bains commencent à quatre heures et demie du matin (heure beaucoup trop matinale, suivant nous) et se continuent jusqu'à cinq heures du soir, excepté pendant les deux heures (de onze heures à une heure) réservées aux employés pour leur nourriture et leur repos.

Un peu avant chaque série de bains, un *postillon* va dans tous les hôtels prévenir les malades de se rendre à l'établissement, où ils trouvent leur nom inscrit sur le cabinet de bains dont ils ont la jouissance pendant une heure un quart, y compris l'administration de la douche.

Les bains prolongés et les bains sulfureux sont assujettis à une réglementation particulière.

Le grand Établissement est situé entre la place publique et le jardin, à 50 mètres de la source principale qui l'alimente et fournit à tous ses besoins. Il forme un vaste édifice de 66^m,45 de longueur sur 42^m,30 de largeur, et se compose de plusieurs parties que nous allons rapidement passer en revue.

1° Un péristyle, ayant vue sur la place, et où sont déposées les antiquités romaines que M. Esmonnot met le plus grand soin à recueillir dans le pays. On y entre par un passage ménagé entre deux bassins d'eau minérale. En face sont les bureaux de l'administration, derrière lesquels se trouvent les étuves ; à droite la galerie des dames, et à gauche celle des hommes. Il relie les deux pavillons situés en avant, dont l'un sert au logement du médecin inspecteur, et l'autre aux bureaux de la régie et à la lingerie.

2° Deux galeries latérales dans lesquelles sont disposées les baignoires, les douches, et le traitement hydrothérapique du côté des hommes.

3° Une cour intérieure occupée par les réservoirs, les étuves, les piscines chaudes et les piscines tempérées.

4° Un étage inférieur avec 12 baignoires, 12 douches du côté des hommes, et 6 cabinets de douches ascendantes, et du côté des femmes avec le service hydrothérapique, 3 baignoires destinées aux bains prolongées avec 3 douches, et les cabinets de douches ascendantes.

5° Un étage supérieur dans chaque galerie, avec les conduites d'eau et les bâches nécessaires à la préparation des douches.

6° Un salon qui termine sur le jardin le parallélogramme de l'édifice, avec deux pièces contiguës servant l'une de cabinet de lecture, l'autre de salle de billard.

7° Deux pavillons convertis aujourd'hui en magasins complétent cette façade de l'établissement thermal.

Le volume d'eau que chaque service dépense est fourni par la source thermale. C'est à peine si la moitié de son produit est utilisée dans les jours où Néris compte le plus de malades à la fois.

L'eau chaude en sortant du Grand-Puits est reçue dans une conduite qui la distribue dans les différents réservoirs et dans chaque baignoire. L'eau refroidie arrive des bassins qui la contiennent soit directement pour le service des douches, soit par l'intermédiaire du bassin de gauche qui se trouve à l'entrée de l'établissement, pour le service des bains et des piscines. Les baignoires sont en marbre noir pour la plupart, et contiennent cinq cents litres de liquide. Quelques-unes cependant, du côté des dames, sont en fonte émaillée, leur défaut de capacité et leur forme même les rendent d'un usage très-incommode. L'expérience nous a prouvé depuis longtemps que les baignoires de cette sorte ne pouvaient pas avoir place dans un établissement thermal, où mille causes différentes les exposent à des détériorations journalières. L'émail, une fois qu'il est crevassé, laisse infiltrer de l'eau qui oxyde la couche de métal sous-jacente et fait incessamment des dégâts qu'il est impossible de réparer sur place. J'ai organisé avec M. Esmonnot un modèle de baignoires en pierre ou en marbre, qui doivent remplacer dans l'établissement thermal toutes celles mises hors d'emploi. Elles seront d'une dimension calculée pour que le malade le plus impotent puisse être mis au bain sans douleur et sans gêne, et pour que les malades plus valides puissent prendre toutes les positions désirables pendant l'administration de la douche.

Les malades n'ont point à leur disposition l'eau chaude ou l'eau refroidie qui servent à la préparation des bains. De cette manière, toute la responsabilité du service incombe aux employés. Ils manœuvrent, à l'aide d'une clef, les robinets régulateurs qu'ils ouvrent plus ou moins pour fournir le volume d'eau nécessaire à maintenir la température du bain. Dans la limite ordinaire du traitement (une heure de durée),

cette température, si elle a été d'abord établie avec exactitude, se maintient presque toujours constante. Ce n'est que
dans des cas exceptionnels, quand un bain doit être pris à une
chaleur progressivement croissante, que l'intervention de
l'employé doit être réclamée.

Chaque baignoire est pourvue d'un thermomètre centigrade à mercure, où sont indiqués la température de la source
thermale et les différents degrés auxquels les bains et douches peuvent être prescrits. Chaque cabinet est approvisionné
d'un écran destiné à préserver les malades des courants d'air
pendant leur séjour dans le bain ou pendant la douche. S'ils
exigeaient toujours que cet écran fût mis en place, ils pré-
viendraient souvent le développement d'une maladie fort
douloureuse, l'otite, dont l'évolution peut entraver leur cure
thermale. Elle est occasionnée par le courant d'air venant
en dessous de la porte, et influençant la tête ou le cou qui
restent hors de l'eau. La cause que j'indique ici est tellement
évidente, que 12 fois sur 15 j'ai constaté la présence de
l'otite *sur l'oreille qui correspondait à la porte du cabinet.*

Si l'on ajoute à ces 47 baignoires des galeries, les 15 baignoires des salles basses, on peut disposer de 62 baignoires
qui, multipliées par 7 séries en douze heures, permettent de
donner chaque jour 434 bains particuliers. En fixant à 150
environ par jour le nombre des malades qui pourraient suivre
le traitement dans les différentes piscines, on arriverait, dans
l'état actuel des constructions, à donner, par jour, le traitement à 584 ou 600 malades au grand Établissement. Cependant
les baignoires sont insuffisantes pour les dames, qui viennent
à Néris en plus grand nombre que les hommes. Au mois de
juillet, dès neuf heures du matin, et pendant toute l'après-
midi, elles envahissent la galerie des hommes. Nous avons
demandé que 12 baignoires nouvelles fussent installées pour
elles dans la cour située derrière les piscines, et dans laquelle

sont des bassins de réfrigération devenus inutiles à présent.

La chaleur des bains varie en général de 32 à 38 degrés centigrades.

L'insuffisance de l'eau froide a constitué longtemps, dans Néris, une grande entrave au traitement thermal. L'eau chaude exposée en plein air dans des réservoirs trop petits, n'atteignait jamais pendant les grandes chaleurs de l'été un abaissement de température qui permît de faire les mélanges aux degrés prescrits par les médecins. Le mode de réfrigération à l'aide d'un double serpentin où l'eau chaude et l'eau froide coulaient en sens inverse, ne donnait pas non plus les résultats attendus.

Dès l'année 1856, j'établissais dans ma correspondance avec l'inspecteur général des services sanitaires, qu'il y aurait avantage à assurer à l'État soit la propriété qui longe la partie gauche du petit jardin appartenant alors à M. Rochette, soit les terrains situés du même côté, le long de l'établissement, appartenant à M. Biton. Je lui représentais que leur étendue, leur déclivité, leur proximité, les rendaient très-propres à l'installation des moyens de réfrigération dont nous manquions presque complétement pour l'eau minérale. Une transaction intervint entre le propriétaire et l'État. L'échange de ces terrains fut consenti (longtemps avant qu'ils ne fussent utilisés) contre la cession d'un autre emplacement situé près du pavillon de l'hôtel de Paris, et sur lequel un premier projet plaçait l'usine et la machine à vapeur.

Aujourd'hui on y a construit, dans une excavation de 7 mètres, un emplacement pour la machine à vapeur et les pompes élévatoires ; puis une buanderie, un séchoir et quatre grands bassins (chacun de 250 mètres cubes) pouvant contenir toute l'eau minérale que la source fournit en vingt-quatre heures ; un tuyau d'aspiration plongeant dans le grand puits, y puise l'eau qui doit être montée dans les réservoirs ; de là, des conduites diverses la ramènent en quantité voulue, chaude, froide ou tempérée, dans chacun des deux établissements. C'est à l'Empereur que nous sommes redevables de cette grande amélioration dont nous poursuivions la réalisation depuis neuf années consécutives. En 1865, pendant son séjour à Vichy, j'allai lui présenter une note explicative qui fut mise sous ses yeux par M. le général Lepic. Il daigna, lors de son passage à Montluçon, donner à Néris un témoignage de sa sollicitude, et peu de temps après, les sommes nécessaires à l'exécution des travaux étaient inscrites au budget. M. Esmonnot dressa les plans des constructions, qui furent achevées sous sa direction, pour la saison de 1867. M. de Gouvenain a été chargé de l'installation de la machine à vapeur.

Ce système de réfrigération établi à Néris pourra servir de modèle aux autres établissements thermaux. Il sera complet lorsqu'une couverture de zinc, de briques ou de paille abritera les bassins. Cette couverture devra être disposée à une élévation suffisante pour que l'air circule librement au-dessous d'elle; elle aura le double avantage d'empêcher le mélange de l'eau de pluie avec l'eau minérale, qu'elle garantira en même temps des rayons du soleil qui retardent singulièrement son refroidissement.

L'établissement est pourvu abondamment d'eau chaude pour le service des bains et des douches. Comme l'eau froide, elle arrive soit des bassins de l'usine pour le service des douches, soit de la source par une conduite directe ou par l'intermédiaire du bassin de droite qui est situé au devant du péristyle pour le service des bains. L'alimentation se fait par le jeu de soupapes qu'on ouvre et ferme à volonté.

Les deux galeries de l'établissement destinées à chaque sexe sont semblables en tous points. Un chauffage particulier, dont les bénéfices sont surtout appréciables au commencement et à la fin de la saison, y est entretenu à l'aide de plaques de fonte recouvrant la conduite de vidange des baignoires ; elles sont éclairées par quatre ouvertures pratiquées dans le plafond. Chacune d'elles contient 29 cabinets, dont 5 chez les femmes et 6 chez les hommes sont réservés exclusivement au service des douches et de l'hydrothérapie. Les cabinets de bains sont revêtus jusqu'à la hauteur de 2 mètres de plaques de faïence vernissées destinées à protéger les murs contre l'humidité qui les imprégnait anciennement dès la première série du matin, aussitôt qu'on y avait administré la douche.

Les baignoires sont encaissées dans le sol de 40 centimètres pour faciliter l'arrivée de l'eau, suivant le niveau établi.

Les piscines, dans lesquelles on se baigne en commun, sont soumises à une réglementation spéciale pour la température. La piscine intermédiaire, dont l'eau a de 36 à 37 degrés, est ouverte dans la matinée à ceux qui ne peuvent supporter les 34 degrés de la piscine tempérée. On a ménagé dans celle-ci, à l'aide d'une pente de 40 centimètres, une pente qui peut s'accommoder aux différentes tailles. Dans l'après-midi, la piscine intermédiaire devient piscine chaude, et offre 42 degrés aux malades qui ont besoin d'être soumis à une vive excitation générale.

Le renouvellement de l'eau se fait en quantité suffisante pour que les conditions de propreté soient toujours observées. La facilité d'entrer dans les piscines sans être assujetti à une heure régulière, d'y prolonger son bain, d'y prendre par la natation, la gymnastique, un exercice utile dans une foule d'affections, constituent des avantages réels que les malades n'apprécient pas toujours à leur juste valeur.

Le séjour dans l'eau peut durer depuis 15 ou 20 minutes, jusqu'à 6, 12, 20, 30, 50 heures et même beaucoup plus. Je l'ai prolongé jusqu'à 260 heures sans discontinuité chez une malade affectée d'une névrose extrêmement grave, qui a trouvé à Néris une amélioration notable. Nous avons vu céder complétement sous l'influence de ces longs bains des rétractions musculaires qui, chez des hystériques, immobilisaient depuis longtemps les membres dans des positions vicieuses. Dans quelques cas de *névralgies plantaires* rebelles à tous les autres moyens, nous leur avons dû l'épuisement de la douleur qui a permis d'employer un moyen promptement efficace, le massage, impraticable jusque là.

La limite extrême du bain a été de *seize jours consécutifs* chez un jeune homme qui portait une brûlure, à différents degrés produite par un jet de vapeur, et occupant toute la moitié inférieure du corps, depuis l'ombilic jusqu'à la plante des pieds.

L'eau minérale en soustrayant les plaies au contact de l'air, en modérant la douleur et l'inflammation primitives, s'opposa au développement de phlegmasies secondaires, d'une vaste suppuration, et retarda la mort qui arrive ordinairement dans un court espace de temps chez la plupart des brûlés dont les lésions sont aussi étendues. L'élimination des eschares s'opérait graduellement par le ramollissement des tissus désorganisés; la soif, la fièvre, n'existaient que dans de faibles proportions; la cicatrice se formait par larges bandes ou par îlots sur toute cette surface dénudée, mais le malade ne put résister à l'atteinte profonde qui avait été portée sur les organes digestifs ; aucune nourriture ne stimulait son appétit, les boissons seules étaient acceptées. Il succomba au dix-septième jour.

J'ai vu guérir à l'hôpital un homme employé aux forges de Commentry, et qui portait au membre inférieur droit une large brûlure dont la réparation, lente à se produire, ne se fit avec une grande rapidité que sous l'influence de bains prolongés de Néris. Cette tendance à la cicatrisation est de toute évidence, nous l'avons observée fréquemment à la suite du phlegmon diffus, de clapiers existant autour du rectum, d'ulcères simples ou syphilitiques, etc.

Les bains plus ou moins longs à basse température, ont aussi leurs indications particulières. Nous sommes maintenant en mesure, en raison de notre système de réfrigération d'eau, de pouvoir les appliquer suivant tous les besoins.

Par la durée relative des bains, on obtient, à volonté, une action *excitante ou sédative, tonique ou débilitante.* Les bains tempérés déterminent rapidement un sentiment de fatigue générale coïncidant avec un abaissement assez sensible de la circulation. Pendant les premiers moments de l'immersion dans l'eau, il se manifeste de la gêne dans la respiration, de l'accélération momentanée dans les mouvements du cœur; ces phénomènes ne tiennent pas seulement à la pression du liquide, car le pouls finit par se ralentir un peu, et conserve plus ou moins longtemps, suivant les individus, ce rhythme amoindri. — Une soif plus ou moins vive se développe ordinairement après le bain, ainsi qu'une tendance au sommeil contre laquelle beaucoup de malades ont de la peine à lutter. — Par suite de l'impression produite sur la peau, et du changement de milieu, la sécrétion urinaire s'active aussi, et une urine claire et assez abondante est rendue immédiatement.

Il est des cas où le traitement n'amène dans l'économie presque aucune modification; mais, par suite de sa continuation, ces accidents peuvent prendre le caractère d'une véritable crise minérale. L'époque à laquelle elle apparaît n'a rien de fixe. J'ai vu quelquefois, sans que rien dans la constitution du malade, ni dans son affection, pût expliquer ce singulier phénomène; j'ai vu le premier bain commencer la crise, qui se révélait par des signes très-accentués augmentant d'intensité pendant deux ou trois jours. Tout en regardant ces cas particuliers du *premier jour* comme des exceptions, je dois dire cependant qu'elles ne sont pas rares, pas plus que le ravivement douloureux auquel l'*impression du premier bain* semble donner lieu.

L'époque de la cure à laquelle la crise thermale apparaît varie à l'infini. C'est en général, du sixième au douzième jour, qu'on l'observe le plus souvent avec les symptômes suivants : sensation de fièvre, frissons légers, sans modification notable de la sensation, si ce n'est un peu d'abaissement du pouls, tête lourde, avec un peu de céphalalgie intermittente, prostration considérable des forces, fatigue générale, envie de dormir pendant la journée, insomnie et agitation la nuit, langue blanche et saburrale, soif ardente ; l'appétit se trouble et finit par se perdre complétement; le malade n'a plus de désir que pour les boissons fraîches à l'aide desquelles il parvient difficilement à se désaltérer. L'urine est rare et odorante, fortement colorée sans aucun sédiment, mais avec un peu d'acide urique pulvérulent au fond du vase. Le ventre finit par se tendre et se ballonner, coliques sèches quelquefois avec constipation opiniâtre, d'autres fois avec une diarrhée plus ou moins abondante, qu'une ou deux purgations légères jugent assez facilement.

On voit aussi se développer, en même temps que la crise thermale, des éruptions qui varient sous le rapport de leur forme et de leur durée. Elles se développent aussi soit au début, soit à une époque plus ou moins avancée de la cure. Les grandes chaleurs aident à les provoquer. Elles sont constituées par des rougeurs qui s'effacent temporairement pour se reproduire avec de nouveaux bains, par des plaques, des papules, des élevures sèches ou sécrétantes occupant différents points de la peau, mais le plus ordinairement les membres et le cou. Elles sont le siége d'une chaleur assez vive, d'une démangeaison qui atteint quelquefois des proportions exagérées, s'accompagne d'un malaise assez prononcé avec fièvre, agitation, etc., et commande forcément la suspension du traitement. Il n'est pas rare de les voir même dégénérer en éruption furonculeuse.

La poussée agit surtout dans un sens révulsif. Elle est due particulièrement à certaines conditions de durée, de thermalité qui ont sur son développement une grande influence. — Ces mouvements critiques ont, suivant moi, une grande valeur dans les résultats de la cure thermale. On les observe si fréquemment à Néris, qu'on peut dire que 15 malades sur 20 les éprouvent à des degrés différents.

Lorsque la température atteint 40 ou 42 degrés centigrades, le malade, en entrant dans le bain, éprouve une sorte d'horripilation. Une vive congestion s'établit vers la peau, la sueur coule abondamment du visage, le pouls s'accélère, les artères battent avec force ; les yeux s'injectent et deviennent larmoyants, la soif est ardente, des vertiges s'accusent, les urines se suppriment, et une lassitude très-grande succède à cette excitation générale. L'usage intempestif de ces sortes de bains devient très-débilitant, et peut occasionner des accidents sérieux.

Il existe dans les nuances de tempérament une suscepti bilité particulière qui rend quelques personnes très-impressionnables à l'action des bains minéraux. J'ai vu, entre autres, une dame, nerveuse à l'excès, d'une faible constitution, chez laquelle *toutes les eaux minérales* (Luxeuil, Bourbonne, Bourbon-Lancy, Cauterets, Saint-Sauveur, les Eaux-Bonnes, Bourbon-l'Archambault, Néris), prises à très-petites doses, *amenaient toujours des crachements de sang* qui rendaient la continuation du traitement thermal impossible. L'état de sa poitrine ne fournissait à l'examen aucune trace de lésion matérielle.

Chez une autre malade, l'excitation générale produite par l'eau minérale était telle, qu'il fallait *doser* le bain avec le soin le plus minutieux. Nous commençâmes par ajouter dans la baignoire *un huitième* seulement d'eau minérale, le surplus étant composé d'eau ordinaire chauffée et le bain ne montant que jusqu'à la ceinture. A la suite d'un bain *bien supporté*, dans lequel l'eau minérale avait été augmentée, à son insu, jusqu'au double de la quantité ordinaire, elle éprouva, dans la journée et dans la nuit, des symptômes variés avec tendance à la syncope, lipothymie, diminution considérable du pouls, etc. Il fallut trois jours complets pour qu'elle se remît de cette secousse. Je revins ensuite à de petites doses d'eau minérale qui la fortifiaient, et, doutant que les accidents dont j'avais été témoin pussent tenir uniquement au bain, je me risquai à élever la dose d'eau minérale qui, portée au quart, produisit encore les mêmes effets. Comme j'hésitais à lui avouer que j'avais prescrit et surveillé moi-même la préparation de son bain : *Je suis sûre, me dit-elle, que vos employés vous trompent...* Les doses furent alors maintenues à des proportions très-faibles. Elle partit de Néris après avoir pris vingt-cinq bains, dont les plus longs ne dépassèrent pas une demi-heure. Son état de santé était à peu près le même qu'à son arrivée. Cependant il s'améliora dans le courant de l'année. Elle fit honneur aux eaux du changement survenu et, l'été suivant, elle se soumit de nouveau au traitement qui ne put encore être administré qu'avec les plus grandes précautions.

Les eaux de Néris, malgré leur faible minéralisation, doivent toujours être administrées avec prudence, en raison des effets généraux auxquels elles donnent lieu. Nous avons été témoins plusieurs fois *d'accidents mortels dont les eaux seules devaient être rendues responsables.* Un malade atteint d'angine de poitrine, et auquel j'avais prescrit des bains courts et tempérés, mourut subitement au quinzième jour, bien que son état de santé eût semblé s'améliorer. Un autre, affecté de la même maladie, voulut, malgré la défense formelle que je lui avais faite, prendre une douche avant son bain. Elle fut appliquée modérément sur la poitrine. Je le vis très-souffrant immédiatement après, et je saisis cette occasion pour le dissuader de tout traitement thermal. J'étais parvenu difficilement à le faire renoncer aux bains de vapeur. Dans la journée, un accès de suffocation le surprend quand il était seul dans sa chambre, et à l'heure du dîner on le trouva mort sur son lit.

Une jeune dame, très-bien portante jusque-là, était venue accompagner sa famille aux eaux. Elle voulut apprendre à nager dans les piscines, où elle séjournait une heure et demie et deux heures par jour. Au huitième jour je fus appelé près d'elle, et je constatai tous les accidents d'une crise thermale très-prononcée. Langue aussi sale que possible, soif dévorante, pouls à 120 pulsations, oppression, dyspnée ; ensuite, explosion phlegmasique vers la peau, rougeur scarlatiniforme, desquamation, puis angine gutturale et tonsillaire avec production plastique sur les deux amygdales. Plus tard, pneumonie légère à gauche, entérite avec diarrhée très-abondante, et enfin méningite, délire furieux et mort après vingt-six jours de maladie.

Un homme de cinquante ans vint à Néris pour une *courbature chronique*. Après sa mort, j'ai trouvé dans la poche de l'un de ses vêtements l'ordonnance qui lui prescrivait les eaux. Il prend deux bains de piscine tempérés, au petit établissement, dans lesquels il peut à peine rester quelques minutes, à cause du violent étouffement qu'il éprouvait. Le lendemain, bain de vapeur qui fut suivi de toutes sortes d'accidents. *Les eaux*, disait-il, *devaient lui faire beaucoup de bien plus tard, car elles le faisaient horriblement souffrir ac-*

tuellement. Vingt-quatre heures après, deuxième bain de vapeur dans lequel il étouffe, tousse, expectore. Il rentre difficilement à son domicile, s'assied sur une chaise, est pris d'oppression, de syncope, de sueur froide, et meurt avant même que j'eusse le temps d'arriver près de lui. Je constate un état d'anasarque qui contre-indiquait évidemment l'usage des eaux minérales et je tenais beaucoup à m'assurer, par l'autopsie, des lésions existantes. Elle fut faite vingt-six heures apeux la mort. Épanchement séreux considérable dans les deux côtés de la poitrine, adhérences anciennes, poumons hépatisés et gorgés de sang; cœur hypertrophié, sans altération des valvules ni des orifices, mais rempli, dans toutes ses cavités, d'un sang noir, avec des noyaux fibrineux dans les caillots. Une verrée de liquide dans le péricarde. Cinq litres environ de sérosité dans le péritoine. Foie petit, rate plus développée qu'à l'état normal, d'un tissu friable, qu'on déchire facilement. Œdème des extrémités inférieures, du visage, etc.

L'action des eaux de Néris est, en général, *à longue portée*, et les malades qui en ont fait usage ne doivent pas s'attendre à obtenir *immédiatement des résultats définitifs*. La réaction qui s'opère dans l'économie tout entière se manifeste à des époques variables, *après la cure thermale*, soit par des effets insensibles et continus, et produit l'action *consécutive*, l'action *sédative*.

La médication par les eaux minérales est d'*une valeur incontestable* et produit souvent des effets qu'on avait demandés en vain aux traitements les plus rationnels. L'absorption de certains principes contenus dans l'eau peut-elle suffire à l'explication des phénomènes multiples qui s'éveillent au sein de l'organisme sous l'influence des bains? *La peau saine, revêtue de son épiderme et de la couche huileuse qui est incessamment fournie par les follicules sébacés est-elle susceptible d'absorber les substances tenues en dissolution? Ces substances peuvent-elles être retrouvées dans la salive et dans les urines, comme il arrive lorsqu'elles sont administrées directement ou par voie d'inoculation?*

Les recherches expérimentales auxquelles je me suis livré depuis 1862 jusqu'à ce jour m'ont fourni des résultats physiologiques que je vais maintenant faire connaître en même temps que les analyses auxquelles elles ont donné lieu.

J'ai fait :

Avec l'iodure de potassium..........	18 expériences.
— le prussiate jaune de potasse.....	4
— la décoction d'asperges.........	15
— la décoction de feuilles fraîches de digitale...................	27
— la décoction de feuilles sèches de belladone................	8
	72 expériences.

J'ai confié l'analyse de 4 expériences avec l'iodure de potassium à M. Leconte, professeur agrégé de la Faculté de médecine de Paris, ancien pharmacien des hôpitaux; de 7 expériences avec l'iodure de potassium et 4 avec le cyanure jaune de potasse à M. Roussin, pharmacien-major de 1re classe, professeur agrégé à l'École impériale du Val-de-Grâce. J'ai fait moi-même l'analyse de 7 expériences avec l'iodure de potassium et j'ai constaté les résultats des 50 expériences à l'aide de décoctions d'asperges, de digitale et de belladone.

ANALYSES CONFIÉES A M. LECONTE.

Sexe, âge, état de la santé. — 4 expériences avec l'iodure de potassium. Jeune fille de vingt ans, affectée de métrite avec accidents hystériformes. Elle avait déjà pris un grand nombre de bains antérieurement aux expériences.

Composition des bains. Température. Durée. — La quantité d'eau minérale de Néris employée pour chaque bain a varié de 320 à 335 litres.

Addition de 10 grammes d'iodure de potassium et de 100 grammes de carbonate de soude cristallisé...	1 fois.
Addition de 350 grammes d'iodure de potassium sans carbonate de soude......................	1
Addition d'iodure de potassium et de carbonate de soude, de chaque 350 grammes...............	1
Addition d'iodure de potassium et de carbonate de soude, de chaque 250 grammes..............	1

La température du bain a été de :

34 à 35° centigrades................	1 fois.
35° centigrades..................	2
De 35 à 36° centigrades	1

La durée du bain a été de :

10 heures	1 fois.
18 heures	1
30 heures	1
71 heures	1

État du pouls et de la respiration. — Augmentation des pulsations : 3 fois.

La respiration n'a été examinée que dans le ţbain de 71 heures. — Variation de 2 inspirations.

Collection de l'urine, de la salive. Leur examen. Résultats. — Dans les 4 expériences, la vessie était vide au moment d'entrer au bain.

L'urine a été recueillie après le lavage des parties génitales externes avec de l'eau ordinaire et le rejet de la première portion de liquide excrété.

Dans l'expérience n° 1 :

Première émission ....   6 heures après l'entrée au bain.
Deuxième   10   —
Troisième............   17   —
Quatrième.............   24   —

Les produits mélangés des diverses émissions équivalent à 350 grammes.

	Acidité.
Pour les trois premières émissions........	faible.
Pour la quatrième	normale.
Densité.........................	1017

L'évaporation a eu lieu après addition d'une petite quantité de potasse caustique pure.

Dans l'expérience n° 2 :

Époques de l'émission de l'urine.

		Acidité.	Densité.
1re émission, 8 h. après l'entrée au bain.	115 gram.	normale.	1022
2ᵉ émission, —	160	faible.	1017
3ᵉ émission, —	122	faible.	1019
4ᵉ émission, —	58	normale.	1024

455 grammes.

Collection de l'urine, de la salive. Leur examen. Résultats. — La salive a été recueillie pendant 30 heures, à partir de l'entrée au bain. — Les urines des quatre émissions ont été mélangées et évaporées ensemble sans addition de potasse caustique.

Dans l'expérience n° 3 :

Époques de l'émission de l'urine.

		Acidité.	Densité.
1re émission, 8 h. après l'entrée au bain..	295 gram.	faible.	1019
2ᵉ émission, —	410	alcaline.	1015
3ᵉ émission, —	380	alcaline.	1016
4ᵉ émission, —	465	normale.	1024

1550

Les urines des 4 émissions ont été mélangées et évaporées ensemble après addition de potasse caustique.

Dans l'expérience n° 4 :

Époques de l'émission de l'urine.

			Acidité.	Densité.
1re émission, 8 h. après l'entrée au bain.	430 gram.			
2e émission.	—	295	alcaline.	1025
3e émission,	—	385		
4e émission,	—	310		
5e émission,	—	490	alcaline.	1023
6e émission,	—	550		
7e émission,	—	440		
8e émission,	—	300	faible.	1027
9e émission.	—	390		

3590 grammes.

Le produit des urines fournies par 3 émissions successives a été mélangé et l'évaporation de toutes les urines a été faite sans addition de potasse caustique.

Ces 4 expériences ont donné lieu à 5 analyses.

Le résultat a été *négatif* 1 fois (1re expérience) et *positif* 4 fois.

La présence de l'iode en quantité *très-notable* a été constatée dans les résidus urineux et dans la salive des expériences 2, 3 et 4.

Le procédé suivant d'analyse a été mis en usage :

Aux résidus urineux qui étaient en consistance de sirop ou de miel, on a ajouté 1 gramme de carbonate de potasse pur *préparé exprès pour ces expériences* par la purification du bi-carbonate de potasse et sa calcination ; puis les résidus furent calcinés isolément jusqu'à disparition à peu près complète du charbon.

Les matières minérales broyées dans la capsule furent épuisées par de l'alcool à 90 degrés très-pur. — Évaporation de l'alcool et calcination du résidu jusqu'à décoloration complète. — Épuisement par l'alcool de ce deuxième résidu. — Nouvelle évaporation de l'alcool et calcination de cet autre résidu qui, traité à son tour par l'alcool, fournit, par l'éva-

poration de la liqueur, des matières salines qui furent calci-
nées jusqu'à ce qu'elles devinssent parfaitement blanches.
Après refroidissement, on ajoute gros comme un grain de
chenevis d'un empois préparé avec 30 parties d'eau et 1 partie
de fécule. On étendit l'empois de manière à le mêler exactement à la matière saline, puis on dessécha le mélange à une
douce chaleur. Quand il fut refroidi, on ajouta une goutte
d'acide chlorhydrique pur étendu de 2 fois son volume d'eau,
et la coloration bleue qui décélait la présence de l'iode ap-
parut avec un grande intensité.

Avant de commencer les recherches, on avait eu soin de
faire des opérations à blanc pour s'assurer de la pureté de
tous les réactifs employés. On évapora même, pour plus de
sécurité, 300 grammes des dernières liqueurs alcooliques
qui avaient servi au lavage du bicarbonate de potasse, et les
sels obtenus, traités comme il a été dit plus haut, ne donnèrent aucune trace d'iode.

On ne saurait donc attribuer aux réactifs employés les résultats qui ont été obtenus. Du reste, l'urine recueillie après
le bain de dix heures, avec 10 grammes d'iodure de potassium et 100 grammes de carbonate de soude n'ayant donné
aucune trace d'iode, quoique traitée de la même manière,
vient affirmer que l'iode retrouvé dans les autres expériences
n'est pas dû aux réactifs.

On ne s'est servi que de la moitié seulement du résidu
provenant de 1550 grammes d'urine de la 3ᵉ expérience.
L'autre moitié fut examinée par M. Roussin, qui constata
aussi dans cette urine une très-notable quantité d'iode à
l'aide du même procédé qui lui avait donné *des résultats
négatifs* pour les urines soumises à son analyse.

En admettant la valeur réelle des procédés analytiques
pour toutes les expériences, ainsi que l'exécution stricte des
précautions recommandées pour éviter l'erreur, comment

expliquer les contradictions entre les résultats de M. Leconte, ceux de M. Roussin et ceux que j'ai obtenus moi-même? Dira-t-on que c'est la petite quantité d'iodure de potassium (10 grammes) ajoutée dans le bain de l'expérience n° 1 de M. Leconte, comparée à la quantité ajoutée dans les autres bains (de 100 à 350 grammes), qui suffit à rendre compte des variations observées et à expliquer l'effet négatif. Cependant, d'après M. O. Henry fils, c'est la dose faible qui facilite l'absorption; ou bien n'est-il pas plus logique d'attribuer ces variations aux modifications survenues dans le tissu de la peau par le fait de l'éruption thermale? En effet, dans toutes les expériences entreprises par M. Roussin et par moi-même, ainsi que dans l'expérience n° 1 de M. Leconte, l'épiderme était intact; mais bien qu'il n'ait présenté aucune *lésion appréciable* dans les expériences 2, 3 et 4 de M. Leconte, n'est-il pas possible qu'il se soit craquelé, fendillé au niveau des papules et des plaques érythémateuses qui constituaient l'éruption thermale dont la malade soumise à l'expérimentation était atteinte, et qui a dû se développer encore sous l'influence de la forte proportion d'iodure de potassium ajouté dans le bain. Cette interprétation, toute plausible qu'elle semble, n'est pas du domaine des *faits rigoureux* et ne peut être produite que comme un *argument*, mais non comme une *preuve*.

ANALYSES CONFIÉES A M. ROUSSIN.

7 expériences avec l'iodure de potassium.

Sexe, âge, état de la santé.

Chez une jeune fille de vingt ans, affectée d'une métrite subaiguë avec accident hystériforme..	5 expériences.
Chez une fille de trente-deux ans, atteinte d'accident hystérique, extase, catalepsie.........	1
Chez une fille de vingt et un ans, atteinte d'accidents nerveux...........................	1

Ces malades avaient déjà pris un grand nombre de bains avant le jour de l'expérience.

État de la peau.

Épiderme intact.................................... 7 fois.
Savonnage de toute la surface de la peau avant l'entrée
   au bain.................................... 7

Composition des bains. Température. Durée. — La quantité d'eau minérale de Néris employée pour chaque bain a été de 300 à 337 litres.

100 grammes d'iodure de potassium ont été ajoutés dans
   le bain.................................... 4 fois.
125 grammes du même sel...................... 2
10 grammes d'iodure chimiquement pur et 50 grammes
   de carbonate de soude chimiquement pur......... 1
Addition de 250 grammes de carbonate de soude cristallisé, en même temps que 100 grammes d'iodure. 1

La température du bain a été de :

35° centigrades...................... 3 fois.
35° 5/10............................ 2
35° 8/10........................... 1
De 35 à 36°........................ 1

La durée du bain a été de :

4 heures 3/4........................ 1 fois.
6 heures............................ 2
12 heures........................... 1
18 heures........................... 1
21 heures........................... 1
22 heures........................... 1

Les bains prolongés n'ont pu être supportés qu'en maintenant la température à 35 degrés ou au-dessus de 35.

Dans les 7 expériences, la vessie était vide au moment de l'entrée au bain.

La collection de l'urine a été faite dans ces sept expériences après lotions de la vulve avec de l'eau ordinaire et rejet de la première portion d'urine excrétée. Une fois elle a été recueillie à l'aide du cathétérisme, après les mêmes précautions prises.

Dans l'expérience n° 12 (bain de 6 heures) :

Produit de l'urine excrétée en 22 heures à partir de l'entrée au bain, 500 grammes.

Époques de l'émission.

		Acidité.	Densité.
1re émission, 5 h. 1/2 après l'entrée au bain...			
2e émission, 12 h. —		faible.	1020
3e émission, 22 h. ...			

Les urines des 3 émissions ont été mélangées et évaporées ensemble, sans addition de potasse caustique.

Dans l'expérience n° 13 (bain de 12 heures):

Produit de l'urine excrétée en 30 heures à partir de l'entrée au bain, 850 grammes.

Époques de l'émission.

		Acidité.	Densité.
1re émission, 12 h. après l'entrée au bain..			
2e émission, 21 h. —			
3e émission, 23 h. 1/2 —		normale.	1015
4e émission, 30 h. —			

Les urines des 4 émissions ont été mélangées et évaporées ensemble, sans addition de potasse caustique.

Dans l'expérience n° 14 (bain de 21 heures) :

Produit de l'urine excrétée en 33 heures, à partir de l'entrée au bain, 550 grammes.

Époques de l'émission.

1re émission............	21 heures après l'entrée au bain.
2e émission............	33 heures —

La densité et l'acidité n'ont pas été notées.

Les urines des deux émissions ont été mélangées et évaporées ensemble, sans addition de potasse caustique.

Dans l'expérience n° 15 (bain de 6 heures) :

Produit de l'urine excrétée en 20 heures, à partir de l'entrée au bain, 675 grammes.

Époques de l'émission.

	Acidité.	Densité.
1re émission, 6 h. après l'entrée au bain...		
2e émission, 12 h. —	nulle.	1017
3e émission, 20 h. —		

Les urines des trois émissions ont été mélangées et évaporées ensemble, après addition de 4 grammes de potasse caustique pure.

Dans l'expérience n° 16 (bain de 22 heures) :

Produit de l'urine excrétée en 30 heures, à partir de l'entrée au bain, 491 grammes.

Époques de l'émission.

	Acidité.	Densité.
1re émission, 2 h. après l'entrée au bain..	normale.	1018
2e émission, 4 h. —	alcaline.	1020
3e émission, 6 h. —	alcaline.	1022
4e émission, 8 h. —	normale.	1019
5e émission, 12 h. —		
6e émission, 30 h. —	normale.	1024

Chaque produit des quatre premières émissions a été évaporé isolément.

Les urines des 5e et 6e émissions ont été mélangées.

Les 5 opérations d'évaporation ont eu lieu après addition de potasse caustique dans la proportion de 3 grammes pour 500 grammes de liquide.

La salive a été recueillie pendant 20 heures à partir de la 1re heure de séjour dans le bain.

Dans l'expérience n° 17 (bain de 18 heures), 250 grammes

de carbonate de soude cristallisé ont été ajoutés à l'iodure de potassium.

Produit de l'urine excrétée en 23 heures, à partir de l'entrée au bain, 945 grammes.

Époques de l'émission.

	Acidité.	Densité.
1re émission, 11 h. après l'entrée au bain..	légèrement alcaline.	1012
2e émission, 23 h. —	faible.	1020

Dans l'expérience n° 18 (bain de 4 heures 3/4), avec l'iodure de potassium et le carbonate de soude chimiquement purs, le produit de l'urine pendant 30 heures, à partir de l'entrée au bain, a été de 1015 grammes.

Époques de l'émission.

	Acidité.	Densité.
1re émission, 5 h. après l'entrée au bain.....	alcaline.	1005
2e émission, 10 h. —	normale.	1020
3e émission, 22 h. —	normale.	1025
4e émission, 30 h. —	alcaline.	1010

L'évaporation du liquide fourni par chaque émission a eu lieu séparément, après addition de potasse caustique.

Dans les 16 analyses faites par M. Roussin pour ces 7 expériences, *aucune trace d'iode n'a été retrouvée ni dans la salive, ni dans les résidus d'évaporation, excepté dans une seule circonstance* qui va être rapportée avec détails. La précaution de rendre le bain alcalin par l'addition du carbonate de soude et de faire dissoudre dans l'urine, avant de la soumettre à l'évaporation, un peu de potasse caustique pour retenir l'iode, dans le cas où il y en aurait eu d'absorbé, n'a pas modifié le *caractère négatif des résultats*. Toutefois, dans l'extrait urineux résultant de l'évaporation de 200 grammes d'urine fournis par la 5e et 6e émission (expérience n° 16), M. Roussin a constaté des traces d'iode et a obtenu une coloration bleue bien manifeste et bien persistante. Cependant il n'estime pas la proportion d'iode au delà de 1 milligramme, si même elle l'atteint.

On se demande si ce *résultat positif*, qui constitue une *exception* aux *résultats négatifs de toutes les autres expériences*, n'est pas la conséquence d'*une erreur d'expérience* ou d'*un lavage incomplet des parties génitales externes*. Je m'arrête à cette dernière hypothèse avec d'autant plus de raison que, d'après les renseignements recueillis minutieusement lorsque mon attention a été appelée par M. Roussin sur ce fait contradictoire, j'ai appris que la 6ᵉ émission d'urine avait eu lieu immédiatement en sortant de la baignoire (12 heures après l'entrée au bain). Pour la 6ᵉ émission, une fois de retour dans son appartement, la malade avait cru pouvoir négliger (30 heures après l'entrée au bain et 8 heures après la sortie) de laver les parties génitales avant l'émission de l'urine et de rejeter la première portion excrétée, dans la pensée que l'eau du bain, quelque petite qu'en fût la quantité, ne pourrait être mêlée à l'urine, puisque (je rapporte ici ses propres expressions), elle avait pris la précaution de s'essuyer complétement en quittant sa baignoire. Cette explication, propre à satisfaire les scrupules de la malade qui a prêté à mes expériences un concours intelligent et consciencieux, laisse subsister bien des doutes sur la provenance de l'iode.

Afin de s'assurer de la valeur du procédé qu'il avait employé pour la recherche de l'iode, M. Roussin a fait l'expérience suivante :

Il avala 5 centigrammes d'iodure de potassium et recueillit son urine pendant les huit premières heures qui suivirent l'ingestion du sel. Cette urine, du poids de 624 grammes, fut additionnée de 1 gramme 50 centigrammes de potasse caustique pure et soumise à l'évaporation, puis calcinée dans une capsule de porcelaine jusqu'à destruction complète de toute matière organique. Le résidu salin restant fut pulvérisé dans un mortier de verre et traité par diverses affusions d'alcool à 90 degrés jusqu'à épuisement de toute matière soluble. La solution alcoolique filtrée fut évaporée à siccité au bain-marie, puis mélangé avec 3 centimètres cubes d'une décoction récente et liquide d'amidon. Cette liqueur fut alors touchée légèrement avec une ou plusieurs gouttelettes d'acide nitrique très-nitreux; une coloration bleue fort intense s'est manifestée et a persisté pendant plusieurs heures. Donc le procédé d'analyse était bon, et comme c'est le même qui a été employé pour les différentes expériences, il aurait sufli à déceler des traces d'iodure alcalin dans les urines, si celles-ci en avaient contenu.

Expériences avec le prussiate jaune de potasse. — Ces expériences sont au nombre de 4 (19, 20, 21 et 22).

Âge, sexe, état de la santé.

	Expériences.
Fille de trente-deux ans, hystérie, catalepsie........	n° 19
— de vingt ans, métrite subaiguë....	n° 20
— de dix-huit ans et demi, accidents nerveux, œso-	
phagisme	n° 21
— de vingt et un ans, accidents nerveux..........	n° 22

Ces quatre malades avaient déjà pris un grand nombre de bains avant le jour de l'expérience.

État de la peau.

Épiderme intact..		4 fois
Savonnage de la peau........ Expériences.		20 et 22
Pas de savonnage de la peau. .. Expériences.		19 et 21

Composition du bain. Température. Durée. — La quantité d'eau minérale de Néris employée pour chaque bain a varié entre 300 et 340 litres.

Sel ajouté au bain.

100 grammes de prussiate de potasse avec 250 grammes
de carbonate de soude........................... 1 fois.

150 grammes de prussiate de potasse avec 200 grammes
de carbonate de soude..... 1

200 grammes de prussiate de potasse avec 300 grammes
de carbonate de soude........................... 1

150 grammes de prussiate de potasse chimiquement pur
avec 100 grammes de carbonate de soude chimiquement pur.................................. 1

La température du bain a été de :

35° centigrades........................ 1 fois.
34° 5/10 à 36°........................ 1
35° à 36° 1
34° à 35°........................... 1

La durée du bain a été de :

20 heures............................ 1 fois.
28 heures............................ 1
30 heures............................ 1
10 heures............................ 1

Dans les 4 expériences, la vessie était vide au moment de
l'entrée au bain.

La collection de l'urine a été faite dans les expériences 20,
21 et 22, après lotions de la vulve avec de l'eau ordinaire, et
rejet de la première portion d'urine excrétée. — Dans l'expérience 19, elle a été recueillie à l'aide de cathétérisme,
avec les mêmes précautions prises.

Dans l'expérience n° 19 (bain de 30 heures).

Produit de l'urine excrétée en 26 heures, à partir de l'entrée au bain, 1285 grammes :

Époques de l'émission.

	Acidité.	Densité.
1re émission, 3 heures après l'entrée au bain.	légèrement alcaline.	1009
2e émission, 16 heures —	id.	1024
3e émission, 26 heures —	légère,	1015

Le produit de chaque émission a été évaporé séparément.

Collection de l'urine. Son examen. Résultats. — Dans l'expérience n° 20 (bain de 28 heures) :

Produit de l'urine excrétée en 28 heures, à partir de l'entrée au bain, 1140 grammes.

Époques de l'émission.

	Acidité.	Densité.
1re émission, 5 heures après l'entrée au bain.	légèrement alcaline.	1009
2e émission, 19 heures —	id.	1014
3e émission, 24 heures —	normale..... ⎫	
4e émission, 28 heures —	id. .... ⎭ ...	1021

Le produit de la 1re et de la 2e émission a été évaporé séparément. Celui de la 3e et celui de la 4e a été mélangé. La salive a été recueillie pendant 34 heures, à partir de la 6e heure après l'entrée au bain.

Dans l'expérience n° 21 (bain de 20 heures) :

Produit de l'urine excrétée en 24 heures, à partir de l'entrée au bain, 90 grammes. — 25 grammes environ ont été perdus.

Époques de l'émission.

	Acidité.	Densité.
1re émission, 10 heures après l'entrée au bain... ⎫		
2e émission, 12 heures — ... ⎬ ...	normale.	1024
3e émission, 18 heures — ... ⎭		
4e émission, 24 heures —	normale.	1030

Le produit des 3 premières émissions a été mélangé avant l'évaporation. Le produit de la 4e a été évaporé séparément.

Pour se rendre compte de la petite quantité d'urine rendue par cette malade en 24 heures, il faut savoir qu'elle était affectée d'œsophagisme et que, malgré la soif dont elle souffrait, elle ne tolérait dans l'estomac qu'une très-petite quantité de liquide que j'y introduisais matin et soir, à l'aide de la sonde œsophagienne.

Dans l'expérience n° 22 (bain de 10 heures) :

Produit de l'urine excrétée en 48 heures après l'entrée au bain, 620 grammes.

Époques de l'émission.

	Acidité.	Densité.
1re émission, 10 heures après l'entrée au bain.....	neutre.	1012
2e émission, 20 heures —	normale.	1028
3e émission, 24 heures —	normale.	1030
4e émission, 48 heures —	normale.	1029

Dans les 12 analyses qui se rapportent à ces 4 expériences, le procédé suivant d'analyse a été employé :

L'urine additionnée de quelques gouttes d'acide chlorhydrique jusqu'à réaction nettement acide, puis filtrée au papier, a reçu quelques gouttes de solution de perchlorure de fer et a été ensuite abandonnée à elle-même jusqu'au lendemain. Les faibles précipités qui se sont produits, recueillis dans des verres coniques et lavés par diverses décantations successives, n'ont jamais offert la coloration bleue, et se sont toujours redissous dans un excès d'acide. On n'a pu constater ni dans la salive, ni dans les extraits urineux, aucune des réactions du prussiate jaune de potasse (précipité bleu visant à la couleur ocreuse par l'addition d'une goutte de solution de potasse caustique, pour reprendre la couleur bleue par l'addition d'un acide).

Pour le prussiate de potasse, comme pour l'iodure de potassium, M. Roussin a fait sur lui-même une expérience comparative de laquelle il est résulté que *la moindre quantité de prussiate jaune absorbée passait dans l'urine*, et que les traces pouvaient être facilement accusées par les persels de fer ou les sels de cuivre.

Donc l'urine et la salive fournies par les sujets des quatre expériences, ne contenaient pas de prussiate jaune de potasse.

Dans l'extrait urineux de l'expérience n° 19, on a découvert une grande quantité d'acide hippurique (environ 25 gr. par litre). Je ferai remarquer combien cette proportion est considérable par rapport à celle notée dans les cas où l'acide hippurique a été rencontré dans l'urine humaine. Je manquais de renseignements nécessaires pour apprécier si la présence de l'acide hippurique chez la malade était le fait d'une habitude de l'économie, de l'alimentation, etc., et quels rapports il pouvait y avoir entre ce phénomène et les accidents dont elle souffrait du côté des voies urinaires, au milieu des troubles si nombreux et si variés qui avaient altéré sa santé.

ANALYSES DE M. DE LAURÈS.

A côté de ces diverses expériences, je placerai celles que j'ai pratiquées aussi avec l'iodure de potassium, et qui ont porté sur 4 hommes de 11, 12, 15 et 16 ans, et 3 femmes de 10, 26 et 36 ans. Quatre de ces individus étaient en bonne santé, trois étaient affectés de douleurs rhumatismales vagues et sans gravité. L'épiderme était intact 7 fois. Toute la surface de la peau a été savonnée, avant l'entrée au bain, 7 fois.

La quantité d'eau minérale de Néris a varié pour chaque bain entre 600 et 650 litres. Les bains ont été pris dans une large cuve en pierre.

150 grammes d'iodure de potassium ont été ajoutés dans chaque bain six fois, et 200 grammes une fois.

La température du bain a été de :

32 degrés	1 fois.
33	2
33 5/10	1
33 7/10	1
34	1
35	1

La durée du bain a été de :

48 minutes... 1 fois.
55 minutes... 1
1 heure 25 minutes 1
1 heure 40 minutes..................... 1
1/2 heure 2
1 heure 1

La vessie était vidée chaque fois avant l'entrée au bain. — Dans aucune expérience il n'y a eu d'urine excrétée pendant le bain.

Immédiatement après le bain, l'urine a été recueillie pendant trente heures ; la vulve ou la verge ayant été lavées soigneusement avec de l'eau ordinaire et la première portion d'urine étant rejetée, j'ai procédé attentivement à l'examen de cette urine, et j'ai trouvé l'acidité :

Normale.............................. 8 fois.
Faible................................. 8
Urine neutre........................... 1

et la densité :

Augmentée.......................... 8 fois.
Diminuée........................... 8
Sans changement................... 1

J'ai pris les précautions les plus minutieuses pour diminuer autant que possible les chances d'erreur. J'ai évaporé chaque fois de 725 à 1000 grammes d'urine, sans addition de potasse caustique, et le résidu d'évaporation a été calciné dans une capsule de porcelaine. Puis le résidu de la calcination a été traité par l'alcool rectifié, et la liqueur alcoolique a été évaporée lentement jusqu'à siccité sur un bain de sable. J'ai ajouté ensuite de la liqueur amidonnée et quelques gouttes d'acide azotique. Dans les sept expériences, *le résultat a été négatif au point de vue de la présence de l'iode dans l'urine.*

Nous ne parlerons pas, bien entendu, de la perméabilité de la peau aux gaz et aux vapeurs : c'est un fait reconnu et qui ne laisse aucun doute dans l'esprit.

Pour éclairer cette question d'absorption par la peau pendant le bain, M. Roussin a entrepris sur lui-même un grand nombre d'expériences. Dans deux expériences, il se mit au bain avec addition de 450 grammes d'iodure de potassium, la surface du corps ayant été préalablement savonnée : durée du bain, une heure. En en sortant, il eut soin de faire sur le corps une affusion d'eau tiède, et il s'essuya complétement. L'urine sécrétée pendant les 24 heures suivantes est colligée à la dose de 1660 grammes, et ne donne aux réactifs *aucune trace d'iode*.

Dans d'autres expériences pratiquées avec les mêmes conditions, il n'effectua ni lavage ni essuiement du corps après le bain. Il resta nu pendant 25 minutes, jusqu'à ce que tout le liquide fût évaporé. Les urines recueillies pendant les 24 heures suivantes, et s'élevant au poids de 1710 grammes, donnèrent manifestement des traces d'iode.

Il a répété les mêmes expériences en les modifiant. Après avoir vérifié que son urine ne contenait aucune trace d'iode, il s'est lavé les bras avec de l'eau savonneuse, et à l'aide d'un large pinceau trempé dans une solution d'iodure au *centième*, il a badigeonné la surface de la peau de manière à bien l'humecter. Quatre heures après la dessiccation spontanée et complète de cette solution, il recueillit 15 grammes de crachats et 240 grammes d'urine, qui accusèrent de la manière la plus certaine le *passage de l'iode dans ces deux sécrétions.* — Une série de plusieurs expériences a toujours abouti aux mêmes résultats. Il en conclut que « la peau humaine, chez » un individu vivant, revêtue de son épiderme, est réellement, » matériellement lubrifiée par une substance grasse, qu'elle » ne peut absorber et n'absorbe en réalité aucune particule

» d'eau liquide, soit pure, soit tenant en dissolution des ma-
» tières étrangères : l'eau est précisément l'obstacle unique
» apporté à l'absorption. Le contact direct avec la peau d'une
» matière très-divisée, est suivi d'une absorption certaine par
» l'effet seul de la présence de l'enduit gras sébacé qui pé-
» nètre et dissout sur place cette matière elle-même, et la
» met dans des conditions nécessaires à la progression ca-
» pillaire. »

Il ressort clairement des expériences de M. Roussin, que
la peau vivante n'absorbe pas dans le bain. Le savonnage
préalable ne facilite en rien l'absorption. Dès que la dissolution mousseuse de savon a été enlevée par l'eau, la sécrétion grasse de la peau se reproduisant d'une manière continue, la surface épidermique se recouvre de filets sinueux et
de gouttelettes d'eau irrégulières qui glissent rapidement
et tombent sans laisser aucune trace de contact véritable.

Pour qu'il y ait absorption, il faut que l'évaporation de
l'eau ait lieu d'abord, et que la surface de la peau ne soit pas
essuyée. Ce ne sont pas là les conditions observées ordinairement après les bains. Les matières que l'eau tenait en
dissolution se mélangent au corps gras, et *l'absorption se fait
alors d'une manière certaine.*

Les lois qui s'opposent à l'absorption des solutions aqueu-
ses de matières salines pendant le bain semblent être fixes et
immuables. Quel serait alors le mécanisme de l'absorption
pendant le bain de certains principes qui évidemment ont
été absorbés, si l'on s'en rapporte aux effets physiologiques
observés après les expériences suivantes?

EXPÉRIENCES AVEC LA DÉCOCTION D'ASPERGES. — Quinze expériences ont été faites avec la décoction d'asperges sur neuf
femmes et six hommes, dont l'âge a varié entre onze et quarante ans. Elles ont porté 13 fois sur des individus en bonne

santé, et 2 fois sur une malade atteinte d'accidents hystériformes.

La quantité d'eau minérale de Néris employée pour chaque
bain a varié entre 250 et 330 litres. La décoction d'asperges
a été préparée par une ébullition de deux à trois heures avec
12 et 13 kilog. 500 grammes d'asperges, pour 20 ou 30 litres
d'eau qui ont été ajoutés dans chaque bain.

La température du bain est restée entre 32 et 35 degrés.
Sa durée a varié entre 50 minutes et 11 heures. Dans toutes
les expériences, la peau a été préalablement savonnée avant
l'entrée au bain. L'épiderme était *intact* 14 fois, et une fois
il existait à chaque pied une légère excoriation. Le résultat
de cette expérience a été néanmoins *négatif*.

L'acidité de l'urine est restée :

> Normale........................... 13 fois.
> Faible............................. 2

Sa densité a été :

> Augmentée........ .... 3 fois.
> Diminuée........................... 8
> Sans changement.................... 1
> Pas d'examen........ 3

Examiné au point de vue de l'*odeur caractéristique*, que les
asperges ingérées dans l'estomac communiquent à l'urine,
ce liquide a fourni un *résultat négatif* 12 fois, la durée du
bain ne dépassant pas une heure vingt minutes, et un *résultat
positif* 3 fois, la durée du bain ayant varié entre trois heures
et demie et onze heures. Dans la première *expérience positive*,
quelques précautions ont été prises pour que la malade, pendant son séjour dans le bain, n'inhalât pas les vapeurs s'élevant de la baignoire. La première émission d'urine a eu lieu
deux heures après l'entrée dans le bain, avec absence complète de l'odeur caractéristique.

Deuxième émission après cinq heures de bain, les parties

génitales ayant été lavées avant la miction et la première portion d'urine rejetée.—Odeur *incontestable*, mais à un faible degré que j'ai pu apprécier par des expériences comparatives, et évaluer à la moitié de l'intensité ordinaire en étendant avec de l'eau une certaine quantité d'urine rendue très-odorante par l'ingestion d'asperges dans l'estomac. Troisième émission à onze heures après l'entrée.—Odeur plus prononcée qu'à l'émission précédente. Quatrième émission trois heures après la sortie du bain. — Odeur encore assez prononcée, mais en maintenant la réserve, quant à l'intensité faite pour la troisième émission.

Dans la deuxième expérience positive (bain de neuf heures), l'émission de l'urine a été précédée chaque fois du lavage des parties génitales avec l'eau ordinaire, et du rejet de la première portion excrétée.

Première émission après deux heures et demie de bain, avec absence d'odeur. Deuxième émission après quatre heures de bain. — Odeur caractéristique peu prononcée. Troisième émission après neuf heures de bain.—Odeur plus prononcée. Quatrième émission quinze heures après l'entrée dans le bain et six heures après la sortie : odeur comme dans la troisième émission.

Pendant tout le temps qu'a duré ce bain, la mère de la jeune personne qui fait le sujet de cette expérience s'est tenue près de sa fille, assise presque constamment tout près de la baignoire sur une chaise basse. L'urine de la mère recueillie après cinq heures et après neuf heures de séjour dans le cabinet de bain, au milieu des conditions indiquées plus haut, *n'offrait nullement l'odeur communiqué par les asperges*. L'inhalation n'avait donné aucun caractère particulier à son urine.

La même expérience s'est répétée deux autres fois avec des résultats identiques.

Dans la troisième *expérience positive* (bain de trois heures et demie), ce n'est qu'*après trois heures de bain* que l'urine, à sa troisième émission, donne l'odeur caractéristique. A la quatrième émission, deux heures après la sortie du bain, odeur prononcée. A la cinquième, onze heures après l'entrée au bain et sept heures et demie après la sortie, odeur encore prononcée.

L'odeur caractéristique semble donc n'apparaître qu'après un séjour dans le bain qui a *dépassé trois heures*. Entre l'absorption du principe contenu dans l'asperge et son action sur l'économie, il s'est passé un temps assez long, qui est variable du reste suivant l'agent employé et suivant les individus. Cette odeur semble aussi être le résultat de l'absorption du liquide par la peau. Sa qualité est certainement la même que celle qui est produite par les asperges ingérées dans l'estomac ; mais l'intensité est environ de moitié *moins forte*.

Cette différence dans l'intensité de l'odeur tiendrait-elle à la petite quantité d'eau absorbée, ou bien à ce que la moitié des asperges employées pour la décoction était privée de turions ? Est-ce le turion qui renferme *principalement*, sinon *exclusivement*, le principe encore inconnu sous l'influence duquel l'urine devient odorante ? Cette dernière supposition n'est guère admissible, et il est bon de rappeler que nous avons fait une contre-épreuve en ingérant dans l'estomac une petite quantité de la même décoction qui avait été ajoutée dans les bains, et l'odeur caractéristique a été constatée dans l'urine *au même degré d'intensité* que lorsque les turions seuls ont été mangés. Le principe qui développe l'odeur dans les urines ne semble pas être l'asparagine. La pomme de terre, la racine de guimauve en contiennent une certaine proportion, et elles ne communiquent jamais à l'urine une odeur particulière.

EXPÉRIENCES AVEC LA DÉCOCTION DE FEUILLES DE DIGITALE. —
Trois séries d'expériences ont été pratiquées à l'aide de la
décoction des feuilles fraîches de digitale.

1ʳᵉ *série*. — La malade qui fait le sujet de ces trois expériences était âgée de trente-cinq ans, et tourmentée depuis
plusieurs années par une névralgie généralisée, tenant, suivant toutes les probabilités, à une cause spécifique. Parmi
les symptômes qu'elle présentait, on remarquait une accélération notable du pouls ne se rattachant à aucune lésion matérielle du centre circulatoire, et liée à l'état de souffrance
auquel elle était en proie. Elle prit trois jours de suite un
bain d'eau minérale à 33 degrés centigrades, d'*une heure de
durée*, avec addition, dans chaque bain, de 15 litres de décoction préparée avec 6 kilogrammes de digitale fraîche.
Je ne remarquai, à la suite de ces bains, aucun effet physiologique. Les mouvements du cœur, la sécrétion urinaire, etc.,
ne furent en rien modifiés ni immédiatement, ni consécuti-
vement.

2ᵉ *série*. — Cette série se compose de dix-sept expériences
sur un sujet âgé de vingt-sept ans, ordinairement bien portant.
L'épiderme était intact; la peau n'a pas été préalablement
savonnée. Les bains ont été pris dix-sept fois en dix-huit
jours, le onzième fut un jour de repos. La température du bain
a été de 33 et 34 degrés centigrades. La décoction de digitale
fraîche a varié dans les proportions suivantes :

250 grammes de feuilles..................	10 fois.
500 grammes...........................	1
1000 grammes..........................	4
2 kilogr. 250 grammes..................	1
3 kilogrammes.........................	1

Les feuilles ont bouilli chaque fois pendant deux heures.

La durée du bain a été de :

1 heure...	7 fois.
1 heure 5 minutes.	1
1 heure 10 minutes......................	3
1 heure 1/4.............................	1
1 heure 22 minutes......................	1
1 heure 1/2.............................	2
1 heure 40 minutes....	1
1 heure 45 minutes.....................	1

Le pouls avant d'entrer au bain a marqué :

70 pulsations............................	1 fois.
71	1
74	2
76	6
80	2
84	2
86	2
90	1

Le pouls a perdu :

18 pulsations	3 fois.
20	5
21	2
22	2
24	1
26	2
30	1
48	1

Il a offert quelquefois de l'irrégularité. Il a été très-souvent dépressible.

Étudié pendant huit jours en l'absence de tout bain, après ces dix-sept expériences, il a varié entre 62 et 80 pulsations.

3ᵉ *série*. — Le sujet de ces sept expériences est un homme de la campagne, âgé de quarante-sept ans, ordinairement bien portant. L'épiderme était intact, la peau n'a pas été préalablement savonnée. Il y a eu interruption d'un jour entre chaque bain. La température a été de 33 à 34 degrés centigrades. La décoction de digitale fraîche a varié dans les proportions suivantes :

250 grammes	2 fois.
500	1
1000	3
3 kilogrammes	1

Les feuilles ont bouilli chaque fois pendant deux heures. La durée du bain a été de :

1 heure	1 fois.
1 heure 5 minutes	2
1 heure 15 minutes	1
1 heure 25 minutes	1
1 heure 35 minutes	1
2 heures	1

Le pouls, avant d'entrer au bain, marquait :

72 pulsations	2 fois.
73	1
76	3
80	1

Le pouls, qui a été parfois dépressible, a perdu

12 pulsations	1 fois.
14	2
15	1
16	1
20	2

Il eût peut-être mieux valu, en raison de la facilité avec laquelle la digitaline s'altère, employer le suc frais de la plante que la décoction. Cependant *la constance des effets observés, la diminution considérable des pulsations*, permet de supposer une action directe et sédative de la digitale sur le cœur. Elle s'est produite dans un temps plus court que celle de la dé-

11

coction d'asperges, et *après l'action continue de quelques bains;* M. Hoffmann a noté le même fait après ses expériences.

EXPÉRIENCES AVEC LA DÉCOCTION DE FEUILLES SÈCHES DE BELLADONE. — Les cinq sujets qui ont servi à ces expériences étaient tous bien portants. Leur épiderme était intact. Ils étaient âgés de trente-cinq, quarante et un, quarante-quatre, quarante-six et cinquante-quatre ans. Cinq bains sur sept ont été pris d'une manière non interrompue. Deux jours d'intervalle ont séparé le cinquième des deux derniers.

La décoction de belladone a varié de :

250 grammes,........................	4 fois.
500	1
800	1
1500	1
2 kilogr. 350 grammes.	1

La durée du bain a été de :

1 heure	1 fois.
1 heure 10 minutes.................	1
1 heure 20 minutes.................	1
1 heure 30 minutes.................	1
1 heure 40 minutes.................	1
1 heure 45 minutes.................	1
1 heure 50 minutes.................	1
2 heures...........................	1

La température du bain a varié entre 33 et 34 degrés centigrades. La dilatation de la pupille n'a pas eu lieu après les trois premiers bains.

Au quatrième bain, dilatation des deux pupilles, très-sensible des deux côtés, un peu plus à droite qu'à gauche. Elle dure une heure environ.

Au cinquième bain, la dilatation des deux pupilles est plus sensible qu'après le bain précédent, et à gauche surtout. Elle se maintient pendant deux heures environ.

Au sixième bain, la dilatation de la pupille a commencé par l'œil droit au bout d'une demi-heure de bain. Elle était modérée. La dilatation de la pupille gauche devient très-prononcée. Le lendemain matin, elle durait encore un peu.

Au septième bain, après trente minutes de bain, dilatation de la pupille droite qui augmente progressivement jusqu'à la fin du bain, où l'iris n'offre plus qu'un millimètre et demi environ. La dilatation du côté gauche est aussi très-prononcée. L'iris présente 3 millimètres. Le soir, à neuf heures (le malade était sorti du bain à six heures et demie), la dilatation persiste encore à un haut degré. Le lendemain matin, à sept heures, elle existe à droite seulement, mais à un faible degré.

Dans le huitième bain, quatre sujets ont été placés dans une cuve en pierre contenant 400 litres d'eau minérale, et la décoction 2 kilogrammes 350 grammes de belladone. La sortie du bain a eu lieu à six heures du soir.

Chez le sujet âgé de trente-cinq ans, après quinze minutes, dilatation sensible à gauche, rien à droite. Au bout d'une demi-heure, dilatation plus prononcée du côté gauche; après une heure et demie, un peu de dilatation à droite et dilatation plus prononcée du côté gauche.

A neuf heures du soir, la dilatation était aussi prononcée à gauche; elle était effacée à droite.

Le lendemain matin, elle persistait un peu du côté gauche à six heures et demie.

Chez le sujet âgé de quarante et un ans, après vingt-cinq minutes, dilatation à peu près égale des deux côtés. Elle augmente progressivement jusqu'à la fin du bain, où elle ne laisse plus qu'un millimètre et demi de l'iris. A neuf heures du soir, l'iris présente 3 millimètres. Le lendemain matin, à six heures et demie, la pupille gauche était encore très-dilatée.

Chez le sujet âgé de quarante-quatre ans, dilatation sensible du côté droit après trente minutes. Elle augmente un peu du même côté à la fin du bain. Rien à gauche. A neuf heures du soir, la dilatation avait entièrement disparu.

Chez le sujet âgé de cinquante-quatre ans, la dilatation a été produite rapidement d'une manière à peu près égale dans les deux yeux, mais elle était à peine sensible et un peu plus prononcée cependant à droite qu'à gauche. A neuf heures du soir, il n'en restait plus rien.

Ainsi : 1° Dans les expériences avec la décoction d'asperges, l'odeur caractéristique communiquée aux urines ne peut guère s'expliquer que par l'introduction dans l'économie d'un principe absorbé par la peau pendant la durée du bain. Son absorption, quel qu'en ait été le mécanisme, semble avoir été faite lentement, difficilement et en petite quantité.

2° Dans les expériences avec la digitale, l'absorption du principe actif de la plante ne s'est traduite par aucune action physiologique pendant les *premiers bains;* mais, *après les autres bains*, le pouls a perdu de 18 à 38 pulsations, et a offert de la dépression et de l'irrégularité.

3° Dans les expériences avec la belladone, la dilatation pupillaire a manqué les trois premiers bains ; mais elle a existé d'une manière constante, à divers degrés, dans tous les autres bains.

4° Dans les analyses faites à la suite de bains qui contenaient en dissolution des matières salines surajoutées, on n'a pas trouvé une seule fois la moindre trace de prussiate jaune de potasse, et sur vingt-huit analyses ayant pour but la recherche de l'iodure de potassium, la présence de l'iode n'a été constatée que trois fois dans la salive et dans les résidus provenant de l'évaporation de l'urine. L'insuffisance de précautions et l'état particulier de l'épiderme sous l'influence d'une éruption thermale, peuvent rendre compte de ces résultats positifs. Cette exception même donne une signi-

fication plus importante aux expériences nombreuses dont
le résultat a été négatif, et permet de croire que « *si vingt-*
» *sept fois sur trente expériences l'iode et le cyanure n'ont pas*
» *été retrouvés, c'est que les produits excrétés n'en contenaient*
» *pas, c'est que l'absorption des matières salines n'avait pas eu*
» *lieu, malgré les conditions spéciales qu'on avait réunies pour la*
» *favoriser.* »

Quelles que soient la patience et l'attention que j'ai mises
à exécuter ces expériences, j'ai le sentiment de la réserve
avec laquelle je dois en présenter les conclusions. Je les livre
comme un à-compte sur celles qui devront fixer longtemps
encore mon observation. J'ai choisi pour sujets des hommes,
des adultes, des enfants et des femmes, bien que la plupart
des expérimentateurs aient pris l'habitude d'exclure les dernières à cause des erreurs qui pouvaient résulter de la disposition même des parties externes de l'appareil génito-
urinaire. L'inspection directe, aidée de renseignements
très-précis, m'a toujours donné l'assurance que l'épiderme
était intact avant l'entrée dans le bain. J'avais le soin de constater aussi qu'en dehors de toute lésion appréciable sur les
différents points de la peau, il n'existait pas aux pieds, dans
les espaces interdigitaux et surtout entre le quatrième et le
cinquième orteil, cet état particulier de l'épiderme qui peut
laisser la voie ouverte à l'absorption à la suite de sa macéra-
tion dans la sueur, et de sa destruction partielle par des
exfoliations à peine visibles.

Nous n'avons pas obtenu de résultat positif, lorsque nos
expériences ont porté seulement sur les pieds et les mains,
qui ne devenaient ni gonflés ni douloureux à la suite de bains
prolongés, et dont l'épiderme privé de follicules sébacés ne
se ramollissait pas sous l'influence des eaux de Néris.

Dans certaines expériences, toute la surface immergée
de la peau a été savonnée préalablement pour la débarrasser

de l'enduit sébacé qui pouvait faire obstacle à l'absorption, et dans le but de la favoriser, une certaine quantité de carbonate de soude a été ajoutée à plusieurs bains. Dans d'autres expériences et comme termes de comparaison, le savonnage de la peau et l'addition du carbonate de soude ont été négligés.

La durée des bains a été courte, moyenne et très-prolongée, pour élucider autant que possible cette question de temps dont l'insuffisance a servi si souvent de prétexte pour expliquer la négation des résultats.

La température pouvant activer le mécanisme de l'absorption ou l'entraver, je l'ai variée dans des limites qui étaient commandées par des susceptibilités individuelles ou par la durée même du séjour dans l'eau, la maintenant autant que possible entre 33 et 35 degrés centigrades.

La décoction des plantes (asperges, digitale, belladone), ajoutée aux bains, a pu être portée jusqu'à des doses excessives auxquelles je m'étais préalablement soumis avant de pratiquer les expériences sur d'autres malades. Les quantités de sels, au contraire, ont varié entre des doses minimes et des doses très-élevées. Afin d'opposer les résultats positifs obtenus par certains expérimentateurs, avec de petites doses, aux résultats négatifs obtenus par d'autres dans des circonstances identiques, mais avec des doses élevées, j'ai évité d'employer des *solutions* trop concentrées de substances actives, le défaut de tolérance de la part de l'organisme pouvant devenir un obstacle à l'absorption. Comme l'élimination des sels ne se fait pas toujours avec régularité, j'ai eu le soin de recueillir les urines et la salive pendant une période de temps fort longue à partir de l'entrée au bain. Les analyses pour la recherche des substances ajoutées a porté tantôt sur le total des urines, et tantôt sur des fractions d'urine colligées à divers intervalles pour tâcher de saisir le moment où la présence des sels apparaîtrait dans les produits excrétés.

Entre l'absorption de tel ou tel principe et son action sur l'économie, il se passe un temps assez long qui est variable, du reste, avec les agents employés et suivant les individus.

L'alcalinité et l'acidité des urines ont été mesurées immédiatement ou à de très-petites distances après la miction, alors qu'elles ne pouvaient pas encore avoir subi d'altération par leur contact avec l'air extérieur.

Je réserve pour un autre travail la question si intéressante de l'*alcalinisation et de la densité des urines à la suite des bains*. Les résultats d'un grand nombre d'expériences que je continue maintenant en employant des liqueurs alcalimétriques et acidimétriques, me font incliner vers l'opinion déjà émise que l'alcalinisation des urines dans le bain ne dépend pas des bases alcalines qu'il contient en dissolution, mais bien des modifications apportées à la circulation, la respiration, etc., qui rendent plus active la combustion des matériaux hydrocarbonés et azotés, et déterminent temporairement la prédominance accidentelle des carbonates alcalins dans l'urine.

L'évaporation de l'urine a toujours été surveillée par moi-même. Elle a été faite dans des capsules en porcelaine à l'aide de la lampe à esprit-de-vin, et avec les précautions nécessaires pour fixer les principes susceptibles de se volatiliser pendant l'opération.

Il m'a semblé que l'*absorption pendant le bain*, loin d'être une fonction *régulière, constante, naturelle* dévolue à la peau, n'était en quelque sorte pour elle qu'*un accident*. Quand on voit, en prenant pour exemple les bains de sublimé à haute dose, que des symptômes syphilitiques peuvent être modifiés sans que le moindre phénomène d'intoxication ou la moindre trace de matière vénéneuse retrouvée par l'analyse viennent plaider en faveur de l'absorption; quand on sait qu'auprès des sources minérales les bains de composition tout à fait différente produisent souvent des phénomènes physiologiques et des résultats thérapeutiques semblables, on serait tenté de ne pas *rapporter exclusivement à l'introduction dans l'économie de tel ou tel principe* les effets si puissants, si incontestables de la médication par les bains, qui semble régie par d'autres lois que celles de l'absorption.

Au lieu de rechercher tout au fond de l'organisme quelque parcelle de substance absorbée, ne serait-il pas plus logique de regarder de plus près à la surface et d'étudier plus attentivement ce qui se passe dans la peau elle-même, dont les fonctions sont encore si peu connues, et dans la vaste couche nerveuse étalée sous l'épiderme. Les excitations de différents genres qui l'impressionnent peuvent retentir dans l'économie tout entière par des influences diverses sur les grands appareils, et imprimer des modifications importantes aux principales fonctions. La solution de ce problème est bien faite pour tenter les expérimentateurs. Les travaux de Collard de Martigny, Séguin, Currie, Barthold, Lehman, Hébra, Wilson, Bradner-Stuart, Murray, Thomson, Magendie, Homolle, Longet, Parisot, Küss, Poulet, Delore, Kohn, Hébert, Duriau, O. Henri fils, Deschamps, Reveil, Willemin, Demarquay, Sereys, Barthélemy, Mougeot, Roussin, Scoutetten, etc., prouvent tout l'intérêt qui s'attache à cette question d'absorption pendant le bain, l'une des plus controversées aujourd'hui dans la science.

DES DOUCHES.

Les douches, qui ont dans la médication de Néris une place importante, s'administrent (à part les douches ascendantes dont nous parlerons plus loin) dans le même cabinet que les bains. S'il y a avantage pour le malade à pouvoir prendre, sans déplacement, plusieurs modes de traitement dans le même local, il faut tenir compte aussi des inconvénients qui résultent de la forme, de la disposition des baignoires, qui s'opposent à des mouvements un peu étendus, etc., etc. Nous réclamons depuis longues années des cabinets particulièrement affectés au service de la douche, dans lesquels des appareils seraient installés, où le malade pourrait prendre toutes les attitudes, subir les opérations du massage, etc.

La douche, à cause de sa température élevée, se prend, en général, après le bain. On commence par elle, au contraire, dans les cas exceptionnels où sa chaleur est modérée, et lorsque le bain est appelé à modérer l'excitation qu'elle a déterminée. Elle varie sous le rapport de la température, de la durée et du mode d'application. J'ai visité presque tous les établissements thermaux de la France, de l'Allemagne, de la Suisse, de l'Italie, et je n'en ai pas rencontré un seul (à l'exception de Plombières, aux bains Napoléon) dans lequel les ressources pour la préparation et l'administration des douches fussent aussi multipliées qu'à Néris. Au lieu d'un réservoir commun renfermant de l'eau à une température uniforme, on trouve au-dessous de chaque cabinet de bain une bâche dans laquelle la douche est préparée pour chaque malade suivant toutes les prescriptions médicales. Elle contient 500 litres, et permet, dans un espace de temps restreint, de faire passer l'eau par différents degrés de température suivant les parties du corps qu'elle doit influencer. L'eau minérale froide et chaude remplit les deux grandes artères alimentaires qui sont placées dans la partie la plus élevée des galeries. Deux branchements terminés par des robinets descendent dans chaque bâche; du fond même de la bâche part un tube rigide qui perce le plafond du cabinet et auquel vient s'adapter un tuyau de caoutchouc que termine une matrice susceptible de recevoir tous les ajutages. La hauteur des douches prise du fond de la bâche jusqu'au robinet où s'adapte le tuyau de caoutchouc est de $2^m,68$ pour la galerie et de $4^m,28$ pour les salles basses. La douche, dont la durée moyenne est de 10 à 15 minutes, peut être fixe ou mobile, descendante, latérale ou vaginale. Les ajutages adaptés sont percés d'une ouverture unique ou de plusieurs trous de dimension variable et multipliés de manière à former des pommes d'arrosoir à jets parallèles ou divergents. Les malades ont ainsi à leur disposition la douche à toutes les températures, à courants alternativement chauds et froids (douche écossaise) et avec des degrés de force déterminés à volonté.

Les employés des cabinets de bains se mettent en rapport avec les préparateurs des douches en leur donnant à haute voix leurs instructions; il en résulte un bruit, un désordre qu'ils pourraient éviter s'ils se servaient de l'indicateur placé dans chaque cabinet. Aujourd'hui que la distribution des eaux est complète dans les deux galeries, cet instrument devra fonctionner régulièrement. Il se compose d'une tige en bois dont la moitié inférieure se trouve dans le cabinet de bain, tandis que la moitié supérieure, après avoir traversé le plafond, vient aboutir à l'étage où se tiennent les préparateurs de douches. La tringle en fer qui est au milieu de la tige porte deux aiguilles dont la marche est calculée de manière qu'elles marquent en même temps, en haut et en bas, les mêmes chiffres. Sa manœuvre met en mouvement une sonnette d'avertissement, et le doucheur voit de suite les différents degrés auxquels il doit porter la douche.

L'action de la douche est stimulante; elle détermine une excitation variable transmise de l'extérieur à l'intérieur, et elle manifeste d'abord ses effets par la dépression des tissus qui est subordonnée à la résistance de la partie douchée et à la pesanteur de la colonne de percussion. On l'emploie ordinairement dans les douleurs rhumatismales, les maladies qui ont affecté le système musculaire ou articulaire, les névralgies, même les plus irritables, les fistules, les affections chroniques des viscères abdominaux, etc.

Des douches légères et fines sont administrées avec de larges arrosoirs dans les inflammations membraniformes des intestins, avec symptômes douloureux du côté de la vessie, envies fréquentes d'uriner, dysurie survenant par accès le jour et la nuit, etc. Ces accidents, si fréquents chez la femme, sont souvent entretenus par un état pathologique de l'utérus.

La *douche vaginale* qu'on emploie très-souvent à Néris dans les différentes formes des maladies utérines, la métrite, l'hystéralgie, la dysménorrhée, l'aménorrhée, etc., est administrée pendant la durée du bain à l'aide d'un long tube qui rampe au fond de la baignoire où il trouve un point d'appui qui l'empêche d'osciller, et se termine par un ajutage armé du robinet que la malade manœuvre elle-même. Sur cet ajutage s'adapte une canule dont l'olive est assez volumineuse pour déplisser la muqueuse et maintenir le vagin dilaté. Quatre lignes parallèles de trous sont disposées sur le corps de l'olive. L'extrémité qui regarde l'utérus en est dépourvue. De cette manière on évite jusqu'à un certain point les soulèvements douloureux de l'organe, qui sont produits quand la force de projection du liquide n'est pas assez ménagée. C'est la malade elle-même qui règle, d'après les indications du médecin, et la force de projection, et la durée de la douche. A l'aide du robinet qu'elle ouvre et ferme à volonté, elle peut, suivant la sensation qu'elle éprouve, la continuer sans interruption ou la diviser par des intervalles de repos. Pour assurer la tolérance, je recommande à toutes les malades beaucoup de réserve au commencement de la cure en les priant de n'augmenter que progressivement la durée et la force de projection. A part quelques accidents fort rares et

difficiles à apprécier dans les causes qui leur ont donné naissance, je puis dire que 99 fois sur 100 ces injections vaginales
sont bien supportées. En 19 années, j'ai eu l'occasion d'observer, sous leur influence, *quatre fois seulement*, le météorisme
du ventre se développant presque subitement avec sensibilité
vive dans tout l'abdomen, pouls très-fréquent et petit,
vomissements ou envies de vomir, langue sèche, frissons
violents, altération profonde des traits, etc. Tout me portait
à croire à l'existence d'une péritonite d'emblée qui, heureusement, ne se déclara dans aucun des cas que je rapporte ici.
Chez une malade, âgée de vingt-trois ans, affectée de leucorrhée persistante après une métrite ulcéreuse du col qui était
guérie, les symptômes douloureux éclatèrent au milieu de la
seconde douche à 34 degrés qui devait durer 10 minutes. La
première avait été bien supportée.

Chez une autre, âgée de quarante ans, qui s'était plus
réglée depuis quatre ans, ce ne fut que le 10ᵉ jour que les
accidents apparurent au sortir du bain. Huit douches avaient
été prises déjà.

Chez les deux dernières, âgée l'une de vingt-sept ans,
l'autre de trente-deux ans, ce fut pareillement au milieu de
la cure et après l'usage de douches bien acceptées jusque-là,
que des coliques se déclarèrent avec tant de violence qu'il
fallut suspendre le bain. Il n'y avait pas eu d'opération pratiquée récemment sur le col de l'utérus ; l'époque des règles
était déjà assez éloignée ; rien dans la santé générale ni dans
l'état local des organes n'annonçait les désordres qui se sont
manifestés et qui étaient bien faits, dans les premiers moments,
pour inspirer une légitime inquiétude. Heureusement l'apai-
sement des douleurs ne se fit pas longtemps attendre, et au
bout de quarante-huit heures, le calme complet était rétabli.
Il va sans dire que la prudence la plus ordinaire contre-indiquait ensuite l'usage des douches chez ces malades. Je me

suis demandé si, par suite de conditions particulières, impossibles à déterminer, la pénétration de l'eau dans la matrice n'aurait pas pu produire les phénomènes indiqués plus haut. C'est depuis cette époque que je conseille les canules imperforées à l'extrémité utérine, qui apportent un obstacle de plus au jet rigide et direct résultant de l'élévation même de la douche.

Les douches vaginales durent ordinairement de 15 à 20 minutes. Je les prolonge quelquefois pendant toute la durée du bain, de 45 minutes à une heure, en recommandant que le jet de l'eau soit réglé à l'avance pour qu'elles constituent une irrigation, une sorte de bain local plutôt qu'une douche. Leur température varie suivant les cas auxquels elles s'appliquent ; elle peut être portée de 35 degrés à 38, 40 et 42 degrés dans les cas où le col est hypertrophié, mollasse, insensible, et occasionne des accidents divers par suite de son augmentation de volume et de la situation qu'il a prise dans le petit bassin.

L'effet de ces douches *est tonique et résolutif*. On les emploie simultanément avec les badigeonnages à la teinture d'iode, les cautérisations par divers caustiques, et l'on voit s'opérer franchement des mouvements de dégorgement et de résolution dans un espace de temps relativement très-court, si l'on tient compte surtout de la gravité et de l'ancienneté de certaines altérations qui ont motivé l'emploi du traitement.

Les *douches ascendantes* sont administrées dans des cabinets situés à l'étage inférieur de l'établissement. Leur température est réglée à l'avance. Leur durée n'a rien de fixe ; mais l'abus que certains malades font de leur usage peut avoir des inconvénients graves et déterminer même des accidents qui, dans plusieurs cas, sont devenus mortels. Deux malades envoyés aux eaux, l'un par le docteur Aucler, de Clermont-Ferrand, l'autre par le docteur Dechaut, de Montluçon, furent pris, à la suite de douches à courant continu, d'une tension du ventre, avec inertie de l'intestin, troubles, puis paralysie de la vessie, incertitude et faiblesse dans les mouvements des membres inférieurs; enfin paraplégie complète et mort.

Sans atteindre ce résultat fatal, les douches ascendantes mal administrées provoquent la congestion hémorrhoïdale, le ténesme rectal, les épreintes, la diarrhée et la dysenterie.

Le jet d'eau qui les constitue est lancé avec assez de force pour vaincre la résistance du sphincter de l'anus. Elles activent la contractilité de l'intestin. Quelques malades emploient des canules de caoutchouc pour porter directement l'eau dans le rectum. Il suffit de deux ou trois ondées pour lever la constipation. En changeant les ajutages, on peut les utiliser aussi dans les engorgements de la prostate, le prurit vulvaire, les abcès anciens qui persistent autour du rectum, certaines maladies du bas-fond et du col de la vessie. Elles servaient anciennement pour la douche vaginale, mais les accidents auxquels elles donnaient lieu par la secousse que la violence du jet imprimait à l'utérus a fait renoncer depuis longtemps à leur usage.

Nous avons encore à Néris une douche *révulsive par excellence*, la douche d'AQUAPUNCTURE, que nous employons avec succès depuis quelques années dans les névralgies diverses (névralgies fasciale, intercostale, sciatique, les paralysies rhumatismales, infantiles, etc.). M. Mathieu a bien voulu modifier, d'après mes conseils, son appareil à pulvérisation de manière à disposer d'une force considérable à l'aide d'un levier à grande dimension. J'ai fait installer dans l'établissement thermal par M. Golatz un réservoir à eau, pour manomètre à air libre, suivant les indications de M. le professeur Jamin. La pompe foulante qui est adaptée peut produire une pression de 75 atmosphères. A l'aide de ces deux appareils, l'eau est poussée suivant un jet capillaire et rigide avec une énergie telle qu'elle développe immédiatement sur la peau une rubéfaction très-vive et une véritable vésication. L'effet de la douche varie avec le nombre des jets, leur continuité ou leur interruption ; une douleur plus ou moins forte se déclare dans les points percutés ; il se fait un soulèvement de l'épiderme ; dans d'autres points, une légère excoriation résultant de la destruction de l'épiderme avec suintement de quelques gouttelettes de liquide sanguinolent. Ces petites déchirures se cicatrisent avec facilité et sans laisser de traces. Les tissus qui les supportent restent pendant quelque temps chauds et congestionnés, mais jamais nous n'avons vu se développer des accidents inflammatoires, l'érysipèle par exemple. Nous appliquons cette douche dans les maladies où les troubles de la sensibilité et de la mobilité forment l'élément principal. Nous avons eu l'occasion de l'employer avec succès chez une hystérique dont tous les muscles de la vie de relation étaient depuis longtemps dans un état permanent de contracture cataleptique. Vingt-cinq ou trente filets d'eau projetés avec force sur les régions latérales et antérieure du cou rendaient momentanément la parole à la malade que son médecin avait pu jusqu'alors faire parler en lui introduisant une aiguille de chaque côté du larynx. Ce procédé ayant échoué, l'*aquapuncture* était venue remplacer avantageusement l'*acupuncture*. Le même appareil peut servir à briser les filets d'eau contre une plaque métallique et obtenir par ce procédé la pulvérisation du liquide pour douches oculaires, pharyngiennes, etc.

L'*électrisation* employée à titre d'auxiliaire du traitement thermal m'a rendu souvent à Néris des services importants. Sous l'influence de cet agent physique extrêmement puissant j'ai vu se modifier des états rebelles sur lesquels l'eau minérale, *seule*, n'avait eu jusque-là aucun effet salutaire. Les règles qui doivent guider son application à l'organisme vivant sont maintenant établies d'une manière assez précise pour permettre d'éviter des pratiques inutiles ou dangereuses, par un emploi intempestif ou mal dirigé de l'électricité. Ses résultats peuvent être prévus, calculés et modifiés avec discernement.

La perfection de l'appareil dont on se sert est de la plus haute importance, et malgré le prix très-élevé de son acquisition, j'ai à ma disposition à Néris l'appareil de Remak avec 60 éléments qui me permettent d'appliquer une quantité d'électricité, soit faible, soit forte, pour agir efficacement suivant l'impression des différents sujets. On conçoit toute la valeur d'un pareil moyen dans les anesthésies, les hyperesthésies, les névralgies, les atrophies, les paralysies, surtout celles indépendantes de lésions organiques, etc. Les courants, qu'ils soient introduits sous forme intermittente ou continue, agissent tantôt comme *stimulants*, tantôt comme *sédatifs;* leur intensité, leur rapidité et leur instantanéité, leur intermittence ou leur continuité doivent être observées avec la plus grande attention. J'emploie le plus habituellement les courants continus auxquels les nerfs et les muscles peuvent s'habituer, même quand ils sont d'une certaine énergie, et qui, d'après Remak, produisent non-seulement la contraction du muscle par suite de l'action locale de l'électricité, mais encore des contractions par suite d'une action réflexe du centre encéphalo-rachidien. Je suis en garde contre les effets trop énergiques de l'électricité depuis les accidents dont j'ai été le témoin chez une malade confiée à mes soins. Une désorganisation lente, mais profonde des tissus, a été la conséquence du contact trop prolongé des conducteurs dont l'application avait dépassé de beaucoup le temps que j'avais assigné.

Sans entrer ici dans les indications et les contre-indications de l'électricité concurremment avec les eaux minérales, sans discuter les véritables lois de l'action des courants électriques sur les divers tissus et les différents appareils de l'organisme nous avons recours à ce moyen de traitement pour rétablir la contractilité dans les muscles où elle est abolie, pour restaurer la sensibilité générale ou la sensibilité spéciale des organes des sens pervertie, exagérée, diminuée ou bien éteinte, et pour produire, dans certains cas, une forte révulsion cutanée.

DES ÉTUVES, DES BAINS DE VAPEUR ET DES DOUCHES DE VAPEUR.

La température des eaux de Néris, bien propre à produire la formation de vapeurs spontanées, devait nécessairement être utilisée pour la construction des étuves. Les locaux dont elles sont composées sont protégés contre les causes variées de refroidissement. Ils reposent sur un bassin d'eau chaude dont l'étuve n'est séparée que par le dallage.

La première pièce de l'étuve, dont la température est de 34 à 36 degrés centigrades, est une sorte d'antichambre dans laquelle sont disposés un plan horizontal qui sert de lit pour le massage, et un bassin avec douche chaude ou froide à volonté. De là on pénètre dans l'*étuve* proprement dite, où la température réglementaire devrait toujours être de 44 degrés centigrades au moins, si l'on avait soin de tenir bien fermées les différentes ouvertures qui l'entourent. C'est un des moyens thérapeutiques les plus énergiques que nous possédions à Néris.

Les bains de vapeur sont administrés sous différentes formes : vapeur sèche, vapeur humide. Les malades séjournent dans l'étuve de dix minutes à un quart d'heure, vingt minutes, placés sur les gradins où sont pratiquées les bouches de chaleur. On peut augmenter facultativement l'humidité de l'étuve en ajoutant aux vapeurs spontanées la vapeur forcée fournie par la chaudière qui est placée sous le péristyle de l'établissement.

Les indications pour les bains de vapeur se présentent dans les douleurs rhumatismales, les maladies articulaires, les rétractions tendineuses ou musculaires. La plupart des médecins ne se doutent pas des ressources nombreuses et efficaces que l'établissement thermal offre dans le traitement de certaines dermatoses. Je ne saurais dire combien de fois j'ai vu l'association des bains et de la vapeur assurer des résultats avantageux dans le lichen ferox, le prurigo, certaines formes de l'eczéma, et deux cas d'érythema nodosum. Une abondante transpiration s'effectue, la peau conserve long-temps encore la disposition particulière qui active ses fonctions, et ce mode d'action spoliatif par la sueur a une grande portée dans la médication thermale.

Le massage, qui s'exécute souvent sous la douche d'eau, est mis aussi à contribution après les bains de vapeur. On pratique sur les membres et sur le corps des frictions qui irritent légèrement la peau, accélèrent la circulation à l'aide des pressions exercées sur les capillaires et sur le trajet des gros vaisseaux. Il peut être appliqué à un organe, à un appareil, à une fonction; ses pratiques sont variées à l'infini, suivant les maladies et les sujets : sous son influence, les articulations sont lubrifiées par une synovie nouvelle, l'abord des fluides à la périphérie du corps arrête le mouvement fluxionnaire des organes profonds, les dégage et tend à rendre à l'organisme l'équilibre qu'il avait perdu.

Le massage nous a rendu des services signalés dans les névralgies plantaires et dans un grand nombre d'affections spasmodiques. Il faut noter que les hommes supportent beaucoup mieux les bains de vapeur que les femmes. Ce fait se vérifie chaque jour à l'hôpital où presque tous les hommes *recherchent* ce genre de traitement, tandis que les femmes ne le subissent tout à fait que par exception. — Les congestions actives habituelles, les maladies de la poitrine, du cœur et des gros vaisseaux, établissent une contre-indication formelle à l'emploi de ce moyen.

On prend les bains de vapeur par encaissement dans deux salles à température ambiante très-modérée. L'un des appareils se compose de quatre parois en fer, dont l'antérieure et la supérieure sont mobiles et peuvent être ouvertes ou fermées à l'aide de charnières. Au centre est un sommier Tucker sur lequel le malade est étendu, la tête passée à travers une ouverture pratiquée dans le couvercle supérieur. Une boule percée de trous, à laquelle viennent aboutir quatre cylindres en croisillon, reçoit la vapeur que l'on gradue à volonté, et la température peut être maintenue depuis la chaleur la plus douce jusqu'aux limites extrêmes que le corps peut supporter. J'ai eu souvent recours à ces bains de vapeur qu'on peut rendre *prolongés*, suivant la tolérance des malades. La diaphorèse qui s'*établit lentement* et *dure longtemps,* verse une sueur *plus importante, plus dépurative* que celle dont l'*excrétion se fait presque tout d'un coup* à l'aide d'une haute température comme dans les étuves sèches.

Dans un autre appareil, au lieu d'être étendu sur un sommier, le malade est assis sur un tabouret à vis. La tête ne reçoit pas non plus l'influence de la vapeur qui arrive de bas en haut pour envelopper le corps de toutes parts.

Lorsque la maladie est parfaitement localisée et occupe une partie isolée (comme les bras, les jambes, etc.) on applique alors le bain *de vapeur partiel* par l'exposition de la partie malade dans l'appareil, où elle est soumise à l'action plus ou moins forte et plus ou moins prolongée de la vapeur.

Trois cabinets sont réservés aux *douches de vapeur ;* deux à température ordinaire, et le troisième avec 40 degrés de température ambiante : ce qui permet d'administrer en même

temps et le bain et la douche de vapeur. On promène sur les
parties malades (sur la figure, dans la mentagre, l'acné indurata, etc., sur les différentes parties du corps dans les rhumatismes, les névralgies) un courant continu de vapeur forcée
qui est produit par la chaudière située au-dessous du péristyle et dont nous avons déjà parlé. On règle la température
et la force de projection par la distance où le malade se tient
du point d'arrivée de la vapeur. En raison de la buée qui
remplit la salle, on a soin de prévenir les congestions vers la
tête à l'aide de linges mouillés d'eau froide, ou de bains de
pieds très-chauds administrés en même temps que la douche.

On peut encore administrer dans les étuves des bains
russes, et des douches à température variée.

<h3 style="text-align:center">HYDROTHÉRAPIE.</h3>

Le traitement hydrothérapique complet n'a pas pu être
installé à Néris, à cause du manque d'eau froide. Les différentes maladies nerveuses qui fréquentent cette station
thermale retireraient cependant de grands avantages de
cette médication particulière; mais l'eau dont nous dispo-
sons atteint difficilement 20 degrés, et nous ne pouvons pas
compter sur des *effets révulsifs et toniques* qu'un liquide plus
froid appliqué sur le corps déterminerait sûrement. Nous ne
recherchons alors que les effets sédatifs.

Les appareils pour l'hydrothérapie consistent :

1° En douches par affusions, douches à jet unique, à jets
multiples ;

2° En douches en cercles ;

3° En cuve pour immersion ;

4° En bains de siége à eau courante.

Nous ne faisons jamais précéder les pratiques hydrothéra-
piques de l'opération d'*emmaillottement*, et nous attribuons

en général plus de temps au traitement que lorsqu'on cherche à produire, avec de l'eau très-froide, des effets stimulants et dérivatifs. Nous obtenons, à l'aide d'une réfrigération un peu prolongée, une action déprimante à laquelle succède rapidement la chaleur, et un mouvement réactionnel modéré. Les perturbations violentes produites dans l'organisme et les réactions qui les suivent, ne sont pas du domaine de l'hydrothérapie pratiquée à Néris, qui n'a pour but que de régulariser les fonctions de la peau, de rétablir l'hématose, de stimuler légèrement les principales fonctions, par les effets d'une médication calmante, tonique et reconstituante.

La douche en cercles est un moyen puissant; l'eau chassée avec une grande vitesse des trous nombreux que portent les cercles superposés, vient frapper le malade sur tous les points de la surface cutanée et l'impressionne vivement. L'appareil est aussi pourvu d'une douche descendante et d'une douche pelvienne ascendante qui fonctionnent à volonté, isolément ou simultanément.

Les douches de bassin sont administrées à toutes les températures sur les reins, le ventre, le haut des cuisses. Un tube particulier est réservé pour la douche vaginale. Le même appareil sert aussi, par une distribution facultative de l'eau, à donner des douches exclusivement périnéales. Elles sont en grand usage à Néris dans la spermatorrhée et les pollutions nocturnes, qui deviennent la cause fréquente des névroses chez les hommes.

PETIT ÉTABLISSEMENT

Le petit établissement s'élève au-dessus des sources thermales, sur l'emplacement qu'il a toujours occupé. Il est
regrettable qu'à l'époque de sa reconstruction (1860), l'architecte ait dû, par l'insuffisance des fonds alloués, donner forcément à ses plans la disposition actuelle, en rétrécissant les
différents services aux proportions qu'ils présentent aujourd'hui.

Il est fréquenté par des malades de trois classes :

1° Ceux qui payent le traitement à un prix très-modéré;

2° Ceux qui, d'après certaines formalités, jouissent de la
gratuité des eaux;

3° Ceux qui sont hospitalisés.

Un cabinet séparé, contenant une baignoire et une douche,
existe de chaque côté dans la pièce précédant les étuves. Il
est destiné aux malades qui réclament des soins particuliers,
à ceux qui font usage de bains à basse température, de douches vaginales, de douches écossaises, de douches froides.

C'est en général dans les piscines que sont suivis les traitements au petit établissement. Elles sont au nombre de quatre,
deux tempérées à 36 ou 38 degrés, et deux chaudes à 40 ou
42 degrés pour chaque sexe. La piscine tempérée peut contenir quinze ou vingt malades à la fois, la piscine chaude dix
ou douze. L'eau chaude qui les alimente vient, à l'aide de
soupapes facultatives, d'un conduit qui la distribue dans le

grand établissement. L'eau froide est fournie par les réservoirs de l'usine dans le bassin unique, divisé en deux portions et couvert par un pont qui donne entrée dans le petit établissement. Les vestiaires sont placés entre les piscines tempérées et les piscines chaudes.

Deux conduites, l'une d'eau chaude et l'autre d'eau froide, sont constamment pleines pour le service des douches. La distribution de l'eau doit être régularisée cette année pour permettre la préparation des douches aux différents degrés prescrits par les médecins.

Les deux étuves, qui ont une température constante de 40 à 44 degrés, sont placées sur un bassin qui reçoit directement l'eau de la source. La vaporisation est spontanée, et les vapeurs se répandent dans l'étuve à l'aide d'ouvertures pratiquées dans ces gradins mêmes où les malades sont assis. Des cabinets de douches ascendantes, de douches de vapeur et des appareils pour la vapeur partielle complètent l'installation balnéaire.

Ce petit établissement, qui reste toujours ouvert, reçoit en moyenne chaque année de sept cent cinquante à huit cents malades. Il suffirait pleinement à sa destination dans l'état actuel de son organisation, si l'administration de l'hôpital était en mesure de faire édifier sur son propre terrain les constructions nécessaires au traitement de ses malades.

L'HOPITAL

**·L'HOPITAL·DE·NERY·
À·ETÉ FONDÉ EN
LANNÉE·1724·PAR·DA
ME·MADAME·MARIE·ELI
ZABETH·DE·FAVIERES
·VEVUE·DE·MESSIRE·
PHILIBERT·FELLIOLE
CHEVALIER·SEIGNEVR
DE·LA·FAUCONNIERE
PRIEZ·POVR·LE·SALVT
DE·LEVRS·AMES**

Cette inscription simple et sans éclat qui rappelle un immense bienfait et ne demande qu'une prière, se trouve placée au-dessus du bénitier dans la chapelle de l'hôpital de Néris. Elle précise la date à laquelle fut ouvert cet asile destiné, dans son origine, à recevoir quelques malades seulement, et qui est devenu, grâce au dévouement et à la persévérance de ses administrateurs, l'une des maisons hospitalières les plus importantes que la France possède aujourd'hui dans ses stations thermales.

En fouillant les papiers qui constituent les *Archives de l'hôpital,* nous avons pu nous procurer les renseignements qui vont nous servir à faire la description de cet établissement.

Le vingt-six septembre mil sept cent vingt-quatre, les notaires royaux de la résidence de Montluçon se transportèrent au bourg et paroisse de Néris, et dame Marie-Élisabeth de Favières (d'une famille considérable du pays, éteinte seulement de nos jours), veuve du sieur Philibert Felliole de la Fauconnière, comparut devant eux. Après avoir déclaré qu'elle agissait avec le consentement et sous le bon plaisir de Monseigneur l'Archevêque de Bourges, elle dit : que, touchée de compassion sur l'abandon où sont les *infirmes pauvres* qui ont besoin des eaux de Néris pour recouvrer la santé, elle voulait contribuer, tant de ses biens que des charités qu'elle recevrait, au rétablissement de l'hôpital, ruiné par le malheur des temps.

(Des documents historiques indiquent que, dès le VIe siècle, on avait essayé de fonder à Néris un petit établissement pour les pauvres malades.)

A cet effet, elle pria messire Jacques Duvon, prêtre, curé de Néris,

M. de Monestay, écuyer et seigneur des Forges ;

M. Fourneau, sieur de Cerclier ;

Et M. de la Guérenne, conseiller du Roi, intendant des eaux de Néris, docteur en médecine,

de l'aider dans l'exécution de ses desseins ; et, après avoir obtenu d'eux la promesse qu'ils serviraient avec ardeur ses généreuses intentions, elle acheta, sans aucun retard, de

Jacques de Dreuille, seigneur de Bloux, et de Françoise Ca-
dier, son épouse, moyennant la somme de deux mille cent
livres, payés comptant, les bâtiments et héritages qu'ils pos-
sédaient près de la source Chaude, pour en faire le logement
des pauvres.

Elle assura en partie la nourriture des malades, en donnant
de sa part et de ses biens propres la quantité de dix septiers
de blé de seigle et deux septiers, deux boisseaux de froment,
à prendre, chaque année, sur le domaine d'Arnay, en la paroisse de Reugny, lesquels grains devraient être conduits,
aux frais du propriétaire, à l'hôpital de Néris, au jour de la
fête de Saint-Martin.

Comme il était besoin, pour le gouvernement de l'hôpital,
de personnes consacrées au service des pauvres, elle s'adressa
à la communauté des filles de la Charité du Montoire, et
traita avec sœur Lucie Plissard, supérieure de la Charité de
Bourges, dépendant dudit Montoire, pour qu'elle envoyât à
Néris deux sœurs destinées à soigner les malades dans les
saisons des Eaux et hors le terme de ces saisons, et chargées
aussi, en tenant école aux jeunes filles, de les instruire dans
l'habitude des bonnes mœurs.

Pour subvenir aux dépenses occasionnées par la présence
des sœurs, et pour leur permettre d'avoir à leur disposition
le nombre de domestiques nécessaires, surtout pendant la
saison des Eaux, elle fit donation d'un domaine appelé le
domaine de Ruellon, dans la paroisse de Maillet, et donna
en outre la somme de *six cents livres* en principal, puis une
autre somme de *douze cents livres*. Elle stipula que les religieuses ne devraient compte qu'à leur supérieure des revenus
destinés à leur subsistance, tandis qu'elles auraient à justifier
devant les directeurs de l'emploi des fonds et des ressources
affectés aux malades. Par une disposition expresse, la fondatrice voulut que, dans le cas où la communauté du Montoire

cesserait d'avoir des sœurs résidant à l'hôpital de Néris, les biens donnés par elle à la communauté restassent attachés à l'hôpital, afin que les directeurs pussent s'assurer le concours d'autres personnes pour soigner les pauvres, et elle spéçifia que si l'hôpital de Néris venait à être négligé, les biens seraient transportés à l'hôpital général de Moulins, du consentement de Monseigneur l'archevêque de Bourges.

Quant à la direction de l'hôpital, elle fut confiée par Mme de Favières à M. de Monestay, seigneur des Forges, protecteur et directeur honoraire dudit hôpital, avec transmission du même titre à ses successeurs de la terre des Forges, tant que la famille durera ;

Aux sieurs Duvon, curé de Néris, Fourneau et de la Guérenne, pendant toute leur vie ; dans le cas où l'un d'eux viendrait à décéder, il fut arrêté que les trois autres restants lui désigneraient un successeur pour trois ans. Le principe du renouvellement triennal fut ainsi établi, et le droit de désigner le successeur de celui qui sortait de charge réservé aux survivants. Ce nouveau membre ne pouvait être choisi qu'entre les habitants ou propriétaires de Néris. Il fut fait exception pour le médecin, que les directeurs pouvaient nommer, sans qu'il fût propriétaire ni habitant de la paroisse.

L'ordre des saisons fut ensuite réglé : l'hôpital ne fut ouvert qu'au *printemps* et à l'*automne*. La première saison du printemps commençait avec mai et finissait le 18 du même mois ;

La seconde durait du 18 mai au 10 jun. A cette époque, les bains étaient suspendus pendant la période caniculaire. La saison d'automne se composait de trente-six jours, en deux fois : du 1er septembre au 18, et du 18 septembre au 6 octobre.

L'hôpital n'admettait que les gens du pays et les étrangers véritablement pauvres, auxquels l'usage des eaux avait été reconnu nécessaire. On ne devait y accueillir ni les vagabonds ni les malades atteints d'affections contagieuses ou incurables.

Enfin, la dame de Favières abandonna aux directeurs le soin de faire tous les règlements, de prendre toutes les mesures qu'ils jugeraient utiles pour assurer le bon ordre dans l'hôpital, accomplir les perfectionnements désirables, et développer ainsi sa prospérité au profit de ceux qui souffrent.

Par son testament, daté du 13 avril 1730, au couvent de la Visitation, à Moulins, madame de Favières donna encore deux mille livres à l'hôpital de Néris.

Une œuvre ainsi constituée dès son origine portait avec elle les garanties de sa durée.

Aussi, lorsque, le treize octobre mil sept cent trente-trois, monseigneur Frédéric-Jérôme de Roye de la Rochefoucault, patriarche, archevêque de Bourges, pendant le cours d'une tournée dans son diocèse, visita l'hôpital de Néris, qui était placé sous sa haute protection, il consacra, dans un règlement arrêté de concert avec les administrateurs assemblés, tout ce qui avait été prescrit par la fondatrice. Ce règlement fut conservé dans son intégrité pendant de longues années, et cinquante ans plus tard (le deux juillet mil sept cent quatre-vingt-trois), Georges-Louis Phélippeaux, patriarche, archevêque de Bourges, primat des Aquitaines, etc., etc., étant à Néris, ne trouva rien à changer aux actes de son prédécesseur. Mais le temps approchait où les événements de la période révolutionnaire allaient menacer l'hôpital de Néris dans son existence. Les troubles apportés dans son personnel, dans son administration et dans ses finances, le mirent plusieurs fois à deux doigts de sa ruine. En 1789, on n'admettait que vingt-quatre malades pour quatre saisons, plus cinq ecclésiastiques pendant deux saisons et deux pensionnaires. En septembre 1792, les dix places réservées aux ecclésiastiques furent transformées en vingt places destinées aux laïques,

Dans une lettre relative à cette mutation, et écrite par les citoyens administrateurs du département du Cher, il est dit que « tout ecclésiastique qui a un revenu honnête *est* » *exclu* par cela même de ces places, attendu que le moindre » traitement des curés étant de *douze cents francs*, il y aurait » injustice et une espèce de *vol* à frustrer d'honnêtes pères » de famille du logement de l'hôpital ». Il était ajouté dans cette lettre : « Vous voyez, citoyens, par cette première » observation, que tout curé en est *exclu de droit*, et que, si peu » qu'un curé ou vicaire ait de *délicatesse*, il doit s'en exclure » lui-même. »

Les malades de toutes sortes qu'on introduisait dans l'hôpital en nombre indéterminé, les militaires, les blessés, qui y trouvaient un accès facile, etc., etc., devinrent une cause de dépenses auxquelles il fut bientôt impossible de faire face.

Le 27 floréal an IV, les administrateurs adressèrent au ministère de la guerre une lettre par laquelle ils représentèrent qu'une partie des biens de l'hospice de Néris avait été vendue; que plusieurs rentes avaient été remboursées; que les titres et papiers avaient été enlevés par le ci-devant district de Montluçon; qu'avant la Révolution on ne recevait des malades que pendant trois mois de l'année, et que néanmoins il en était arrivé de nouveaux depuis floréal jusqu'à vendémiaire; que le nombre des lits étant de quarante seulement, on était souvent obligé de mettre des malades *doubles* (*sic*); que, par aperçu, la dépense pour quarante militaires, pour six mois, montait à la somme de vingt mille francs, valeur métallique; que l'hospice n'avait aucune ressource et qu'il était dépourvu de quantité d'objets nécessaires comme linge, ustensiles de cuisine; qu'il n'était pas possible de se procurer des denrées avec du papier-monnaie, etc., etc. Ils priaient le ministre de donner des ordres pour qu'on pût prendre du blé au grenier de Montluçon, et pour qu'on fît parvenir à l'hôpital une somme de six cents livres en gros sols pour quantité de petites denrées qu'il était impossible de se procurer autrement. Les administrateurs terminaient cette lettre en disant : « Faute d'une réponse prompte et effective, nous » nous trouverons dans la nécessité de fermer l'hospice. » Quantité de volontaires qui brûlent du désir de guérir » pour voler à la défense de la patrie se trouveront par là » privés du secours des eaux minérales, dont ils espéraient » leur guérison, et deviendront à charge à la République et » à leurs familles. »

Cette lettre restant sans réponse, la même demande au ministre de la guerre fut renouvelée le premier prairial an IV, avec cette singulière addition : « *Les administrateurs vous invitent à envoyer les moyens pour purger quantité de volontaires qui en ont le plus grand besoin.* »

Après s'être adressés successivement et sans résultat à l'administration départementale, aux commissaires des guerres, au ministre de l'intérieur, pour qu'on vînt à leur aide, les administrateurs reçurent enfin l'avis, par une lettre en date du 19 thermidor an IV, que le ministre de l'intérieur mettait à leur disposition *douze mille livres* pour les besoins de l'hôpital. Mais cette somme, ainsi qu'il résulte d'un document en date du 9 fructidor an IV, ayant dû être convertie en numéraire, d'après les nouvelles dispositions des lois, et cette conversion ayant été faite, produisit *quatre cent quatre-vingts francs* pour couvrir 15 à 20 000 *francs de dépenses !*

Le 1er messidor an IV, le commissaire des guerres ordonna de ne plus recevoir de militaires à l'hôpital, et le 10 messidor, les administrateurs décidèrent que l'hôpital serait évacué dans l'espace de dix jours.

Mais un long espace de temps s'écoula avant que l'ordre et la régularité pussent y être rétablis.

Pour avoir un aperçu fidèle de ce qu'était anciennement
l'hôpital de Néris, et pour apprécier les transformations qu'il
a subies, avant d'arriver aux conditions de son état actuel,
jetons un coup d'œil rapide sur sa disposition générale, ses
aménagements intérieurs, son organisation, le fonctionne-
ment des différents services, etc., etc.

COMMISSION ADMINISTRATIVE.

L'administration de l'hôpital de Néris n'a subi aucun
changement important depuis sa fondation jusqu'à nos jours.
Elle est dirigée par une commission composée non plus de
quatre membres, comme à l'origine, mais de six membres
auxquels le maire de la commune est adjoint avec le titre de
président. Elle se renouvelle chaque année par sixième ; le
membre sortant est rééligible.

Elle choisit dans son sein un ordonnateur chargé de la
signature de tous les mandats à délivrer pour l'acquittement
des dépenses ;

Elle s'assemble sous la convocation du président toutes
les fois que les besoins du service l'exigent, et elle assiste à
la réception des malades faite par le médecin-inspecteur au
commencement de chaque saison.

Lors de sa visite à Néris, le 2 juillet 1783, l'archevêque de
Bourges avait décidé que les sœurs seraient présentes à la
réunion du bureau, assemblé à jour fixe tous les trois mois ;
mais cette décision n'a été observée que temporairement, et
elle n'est plus exécutée depuis longtemps. La commission
fait tenir par un secrétaire le registre de ses délibérations, —
le registre copie de lettres, — le sommier des propriétés et
des rentes appartenant à l'hôpital, — le registre matricule de
la population et du mouvement des malades. La comptabilité
est confiée au receveur de l'hôpital, qui remplit en même

temps les fonctions d'économe. La perception de tous les
revenus en deniers et le payement de toutes les dépenses
s'effectuent exclusivement par son entremise. Les comptes
qu'il rend au conseil de préfecture doivent être préalablement soumis à l'examen de la commission administrative.
L'économe est chargé de l'emmagasinage et de la distribution des denrées et des autres objets de consommation,
ainsi que de la surveillance de tout ce qui se rapporte aux
malades. La police intérieure de l'établissement lui est
confiée ; il est l'intermédiaire entre l'administration et les
administrés, mais il ne prend aucune mesure *proprio motu*. Il
soumet toutes les questions à l'examen de la commission
administrative.

Nous consignons ici, pour les signaler à la reconnaissance
publique, les noms des administrateurs qui ont donné leurs
soins à l'hôpital de Néris depuis sa fondation. Plusieurs d'entre eux ont recueilli comme un héritage de famille la noble
mission de veiller sur ses destinées ; ce sont MM. Monestay
de Chazeron, le curé Duvon, Fourneau, Pierre fils, le curé
Renauld, les frères Deplaigne, Soulier, Forichon, Desrès,
Duperroux-Goutierre, Villatte de Peufeilhoux, Vauvret, L'Es-
clache, Alamargot-Villiers, Rigoulet, Péronnet de Laroma-
gère, Boirot-Desserviers, de la Brosse, Valigny, Aupetit,
Durand, le comte de Fontanges, Gourdon, Villatte de Coutine,
René Fournier, Duplanchat, Figuière père, Leguay, Bizet
père.

Aujourd'hui la commission est composée de MM. Emile de
Peufeilhoux, Amédée de Peufeilhoux, Figuière fils, Paul
Rambourg, Achille Fournier, et Bizet fils. Le receveur éco-
nome est M. Piétri.

RELIGIEUSES. — AUMONIER. — SERVANTS.

Le conseil d'administration a sous sa direction les dames religieuses, et sous ses ordres les servants, auxquels sont départis les différents détails du service des malades.

RELIGIEUSES.

Les religieuses qui ont desservi de tout temps l'hôpital de Néris appartiennent, comme nous l'avons déjà dit, à la congrégation des sœurs de la Charité de Bourges. Toutes les époques les ont vues accomplir avec un admirable dévouement leur œuvre de charité, et lorsque, dans des jours détestables, la commission populaire de Néris, sous prétexte qu'*elles abandonnaient leur service*, nomma à leur place des filles de l'endroit, des servantes grossières pour assister les pauvres, elles refusèrent d'abandonner leur poste, et changeant la robe noire contre un vêtement séculier, les sœurs Liduvine Godefroy et Agnès Simon continuèrent à donner aux malades leurs soins et leurs consolations.

Nous regrettons de ne pouvoir rappeler ici les noms de toutes les religieuses qui, depuis la fondation de l'hôpital, ont pris part à cette œuvre de charité; mais les archives de la congrégation ayant été fouillées pendant la révolution, il n'a pas été possible de remonter plus haut que l'époque où sœur Liduvine était à Néris en qualité de supérieure (1770). Celles qui lui ont succédé sont les sœurs Anne Poilet, Marie-Anne Godefroy, Basile Berny, Agnès Simon, sœur Hélène, Marie-Thérèse Torquat, et enfin sœur Bruno Moizart, qui est supérieure à Néris depuis 1827, et à laquelle sont adjointes actuellement les sœurs Étienne (depuis 1832), Isabelle, Armantine, Ursule et Célinie.

13

Les fonctions des religieuses sont ainsi réparties : la supérieure a la haute main sur la surveillance générale, la comptabilité, la vérification des denrées alimentaires, etc.

Des quatre sœurs qui sont en permanence dans l'hôpital avec la supérieure, l'une est attachée à la pharmacie. Elle prépare les médicaments ordonnés par le médecin pour les malades hospitalisés, et, comme il n'y a pas de pharmacien dans la localité, elle exécute aussi les prescriptions faites aux malades habitant les hôtels. Les soins les plus minutieux et la plus grande prudence sont apportés dans la préparation des médicaments. Ils sont délivrés gratuitement aux indigents. C'est par les soins des sœurs Agnès et Hélène Simon qu'une pharmacie a été installée dans l'hôpital de Néris. Elles l'ont garnie des ustensiles et appareils nécessaires, de drogues médicinales, etc.

Le 19 février 1821, la commission leur ayant exprimé son désir de voir exploiter, au compte et pour l'avantage de l'hôpital, *l'apothicairerie qu'elles avaient montée à leurs frais et dépens,* qu'elles avaient entretenue depuis leur entrée et qui était par conséquent leur propriété, les deux vénérables sœurs, après avoir refusé toute indemnité, s'empressèrent d'en faire l'offre gratuite aux administrateurs, qui l'acceptèrent au nom des pauvres.

Le service des salles est confié à la sœur qui visite, pendant l'année, les malades à domicile, et à laquelle est adjointe une autre sœur pendant la saison des eaux.

Ces deux religieuses accompagnent le médecin pendant la visite, surveillent l'administration des remèdes, distribuent la nourriture, entretiennent la lingerie, etc.

Enfin deux sœurs sont chargées de faire gratuitement l'école aux petites filles.

Toutes les conditions relatives aux sœurs avaient été fixées par madame de Favières, et l'exécution de ces conditions fut

continuée jusqu'en 1827. Dans la séance du 26 octobre de la
même année, les administrateurs décidèrent qu'ils s'enten-
draient de nouveau avec la supérieure générale des sœurs de
la Charité de Bourges pour réviser les anciens règlements,
et, en effet, ils arrêtèrent avec elle des conventions qui n'ont
pas varié depuis.

C'est par les soins des religieuses que des quêtes périodi-
ques, dont le produit est inscrit au chapitre des recettes de
l'hôpital, sont faites, au renouvellement de chaque saison,
dans les différents hôtels où logent les étrangers.

AUMÔNIER.

Le curé de la paroisse remplit les fonctions d'aumônier de
l'hôpital de Néris.

SERVANTS.

Une domestique et un jardinier sont attachés au service des
religieuses. Pendant la saison des eaux, trois infirmiers et
deux infirmières administrent le traitement thermal aux malades.

MÉDECINS.

En 1720, le premier médecin du roi, connaissant les effets
salutaires que produisaient les eaux de Néris, pensa qu'il y
aurait avantage à désigner un homme de l'art pour en ordonner l'usage.

Le roi, en confirmant par lettres patentes la nomination
faite par son premier médecin, accorda l'état et office de médecin des eaux de Néris au sieur de La Guérenne pour en
jouir avec honneurs, exemption de taille, pension, etc.

Ses fonctions consistaient à empêcher que les eaux ne fussent pas adultérées par le mélange d'autres eaux; il avait
aussi pour mission de diriger le traitement des malades lo-

geant chez les particuliers et qui désireraient recourir à ses conseils. Mais *aucun droit n'avait pu lui être conféré sur les malades de l'hôpital, qui n'existait pas alors;* aucune réserve pour l'avenir n'avait été formulée à cet égard.

Le contrat de fondation indiquait d'une manière formelle que la nomination du médecin chargé de visiter et de soigner les pauvres *serait faite par les administrateurs.* Le sieur de La Guérenne, qui se trouvait au nombre des premiers administrateurs, devait donc être appelé, avec ses collègues, à choisir le médecin de l'hôpital.

A cette occasion, il déclara refuser le titre d'administrateur : s'il faut en croire certaines pièces de la procédure qui s'engagea plus tard, il était blessé qu'une délégation privilégiée ne réunît pas le titre de médecin de l'hôpital à celui d'administrateur, et dès lors il argua de sa qualité d'intendant des eaux minérales de Néris pour prétendre au droit de visiter les malades de l'hôpital lors de leur entrée, de les admettre ou de les exclure, s'il y avait lieu.

Les administrateurs lui représentèrent que ses prétentions étaient en opposition directe avec la volonté de la fondatrice. La nomination d'un médecin suivant le mode qu'elle avait prescrit n'ayant pas encore eu lieu, les malades avaient été reçus jusque-là sur le vu de certificats délivrés par les curés ou les médecins (les sieurs de La Chaulme et Préchonnet entre autres) qui avaient déclaré l'usage des eaux utile pour eux.

Le sieur de La Guérenne, ne réussissant pas à obtenir l'exercice du droit qu'il réclamait, forma opposition à l'enregistrement des lettres-patentes : elle fut signifiée aux officiers de la justice de Montluçon le 22 novembre 1727 et à M. le procureur général le 4 septembre 1730.

Les choses en étaient là quand monseigneur l'archevêque de Bourges vint à Néris. Il convoqua le sieur de La Guérenne, qui déclara ne pas accepter la charge d'administrateur à laquelle il avait été appelé par l'acte de fondation. Alors, tout en reconnaissant par un statut les droits et prérogatives attachés à l'intendance, l'archevêque ordonna par son règlement que les trois autres administrateurs en désignassent un quatrième pour remplir la place laissée vacante et procéder avec eux à la nomination du médecin de l'hôpital. Le sieur de La Guérenne comprit alors qu'il n'avait aucune chance de réussir dans ses démarches; il donna main-levée de son opposition par acte passé devant Bompard et Renard, notaires royaux à Montluçon, le 5 novembre 1733, lequel acte est transcrit dans l'arrêt du parlement qui ordonne l'enregistrement des lettres-patentes en date du 10 avril 1734.

Depuis le règlement de l'archevêque de Bourges, le sieur de La Guérenne n'a jamais vu ni visité les pauvres de l'hôpital. C'est le sieur Michel, conseiller du roi et son médecin ordinaire, intendant des eaux d'Évaux, qui, le premier, fut médecin de l'hôpital de Néris.

De La Guérenne laissa un fils qui lui succéda dans les fonctions d'intendant des eaux de Néris, et ressuscita les prétentions de son père vingt-trois ans après l'époque où celui-ci les avait produites d'une manière si malencontreuse.

Étant à Moulins en 1755, il sollicita le major du régiment du Berry pour qu'il dirigeât des malades sur l'hôpital de Néris. Le major obtempéra à sa demande et en envoya neuf qui arrivèrent onze jours après l'entrée régulière de septembre. Ces nouveau-venus furent une cause de grand embarras. Il fallut, pour les installer, déloger les pauvres. Au bout de quelques jours, le sieur de La Guérenne inspira à ses *protégés* la pensée de se plaindre *de la manière dont ils étaient traités, ainsi que du pain qu'ils mangeaient*, bien qu'il fût d'excellente qualité.

De son autorité privée, et sans aucune qualité pour intervenir ainsi dans les affaires de l'hôpital, il écrivait à l'administrateur Fourneau, chargé du soin de la nourriture :

« Je viens d'examiner le pain des soldats qui sont à l'hô-
» pital de Néris, sur la plainte qu'ils m'en ont *fait*. Il *paroist*,
» monsieur, que ce pain n'est pas cuit et n'a qualité du pain
» que le *Roy* veut que l'on donne à des blessés. *Aiés* la bonté
» de *leurs* en faire donner d'autre pour éviter les plaintes
» qu'on serait obligé de porter. »

Le cardinal de La Rochefoucauld fut informé sur-le-champ de ce qui se passait. Il vit M. le comte d'Argenson, pour lors ministre de la guerre, et se plaignit de ce qu'on avait envoyé des soldats dans cette *petite maison, qui n'était pas un hospice royal ou militaire*. Le ministre promit à Son Éminence qu'il en écrirait à M. de Bernage, alors intendant à Moulins, pour que pareilles choses ne se renouvelassent pas; et, en effet, on ne reçut plus de soldats dans l'hôpital de Néris jusqu'à la période révolutionnaire.

Le 14 mai 1756, prétendant, comme son père l'avait fait avant lui, que son titre d'intendant des eaux de Néris lui donnait le droit de visiter les pauvres de l'hôpital au préjudice du médecin nommé régulièrement par les administrateurs, il se présenta pour la première fois à l'hôpital, assisté d'un notaire, afin d'y *exercer*, disait-il, *ses droits*.

Les administrateurs lui en refusèrent l'entrée, et procès-verbal fut dressé : ils dirent au sieur de La Guérenne et à son notaire qu'ils ne contestaient pas la qualité d'intendant des eaux; mais ils soutinrent que cette qualité ne donnait aucun droit de visite comme médecin de l'hôpital, et déclarèrent qu'ils maintiendraient au sieur Michel tous les priviléges que sa nomination régulière lui assurait.

De La Guérenne s'adressa successivement à l'archevêque de Bourges, à M. de Sénac, premier médecin du roi, puis à M. le procureur général, qui lui répondirent que sa commis-

sion d'intendant des eaux ne lui conférait aucun privilége sur
l'hôpital. Il ne tint pas compte de leurs avis, et le 5 mai
1757, il présenta sa requête au lieutenant général de police
pour solliciter de lui que les administrateurs fussent tenus de
lui laisser libre l'entrée de l'hôpital, avec le droit d'*y recevoir
et d'en exclure* les malades *suivant qu'il le jugerait à propos.*
Aucune satisfaction ne fut encore donnée à cette réclama-
tion. Il s'ensuivit un déluge d'assignations demandées et
renvoyées, de part et d'autre, d'appels interjetés devant le
sénéchal du Bourbonnais, etc., et en fin de compte, le sieur
de La Guérenne eut à ajouter à sa mauvaise humeur les frais
du procès.

Le docteur Michel resta en possession des droits et priviléges attachés à son titre de médecin de l'hôpital; il continua
ses fonctions jusqu'en l'année 1790. A sa mort, les administrateurs, profitant de la disposition du contrat de fondation
qui leur donnait la liberté de choisir le médecin de l'hôpital
non-seulement parmi les habitants et propriétaires de Néris,
mais partout où bon leur semblerait, désignèrent, pour lui
succéder, Antoine Deplaigne, résidant à Montluçon. Il fut
médecin de l'hôpital jusqu'en l'an IV. Son grand âge et ses
infirmités ne lui permettant pas de continuer plus longtemps
ses fonctions, la commission décida, le 1er prairial de la
même année, qu'il serait remplacé non-seulement dans la
partie administrative civile et militaire, mais aussi dans la
partie médicale par son fils Paul-Joseph Deplaigne, ex-méde-
cin des armées de la république; et que le sieur Cornereau,
médecin de la commune de Montluçon, qui avait été adjoint
au citoyen Deplaigne père (par une délibération du district
de Montluçon en date du 14 messidor an III) pour faire le
service de l'hôpital de Néris, serait maintenu dans ses fonctions. Ces nominations furent approuvées par le commissaire
du Directoire exécutif. Mais la société populaire de Néris,

s'ingérant violemment dans les affaires de l'hôpital, avait de son côté choisi, pour soigner les malades, des *officiers de santé chirurgiens*, qui n'offraient aucune garantie d'expérience ni de savoir. De là des embarras et des difficultés sans nombre pour les administrateurs. Le 10 prairial an IV, ils firent une adresse au département dans laquelle ils rappelèrent qu'une lettre du 28 germinal, envoyée à l'administration du conseil de Néris, les informait que les hospices devaient être *régis actuellement* « comme on les régissait avant la révolution, au-» cune loi n'existant pour en changer la forme ». Ils représentèrent qu'avant la révolution il n'y avait qu'un seul médecin dans l'hôpital de Néris, le sieur Michel, ou, après lui, le sieur Deplaigne, et qu'il y avait lieu de renvoyer les *officiers de santé chirurgiens* nommés par la société populaire de Néris, qui n'avait aucune qualité pour cette nomination. Ces réclamations restèrent quelque temps sans résultat; mais elles aboutirent cependant à faire maintenir Paul-Joseph Deplaigne dans ses fonctions, qu'il garda jusqu'à la fin de sa vie (juillet 1812). Peu de temps avant sa mort, il fit don à l'hôpital d'une somme de quatre mille francs pour deux lits et quatre malades pendant les quatre saisons. Son frère, Jean Deplaigne, ajouta mille francs à ce legs, et les cinq mille francs dont il se composait furent acceptés à la condition qu'aucun héritier collatéral n'aurait droit à la nomination des pauvres qui devaient occuper les lits.

Pour honorer la mémoire des médecins qui avaient si longtemps mis leur dévouement au service des malades, les administrateurs demandèrent au gouvernement et obtinrent de lui la nomination d'administrateur honoraire en faveur de Jean Deplaigne.

A Paul-Joseph Deplaigne succéda M. Boirot-Desserviers, qui, avant d'être médecin de l'hôpital, avait été désigné précédemment (le 20 mars 1814) par le sous-préfet de Montluçon pour remplacer M. Péronnet de La Romagère en qualité d'administrateur.

La commission protesta, le 4 mai 1814, contre cette nomination, qui était en opposition avec les dispositions de l'article 3 du décret du 7 germinal an XIII, M. Boirot-Desserviers n'ayant pas été présenté sur la liste des candidats, et ne pouvant pas, par conséquent, être nommé régulièrement. Mais profitant des circonstances nouvelles qui s'étaient produites dans l'état politique, il vint plus tard requérir les administrateurs de procéder à son installation, avec soumission de prêter le serment prescrit par le roi. Ils cédèrent, tout en maintenant leurs réserves et en refusant de se départir des principes développés dans leur arrêté du 4 mai 1814.

M. Boirot resta administrateur et médecin de l'hôpital jusqu'à sa mort (septembre 1826), et il fut remplacé dans les fonctions d'inspecteur des eaux thermales par M. de Falvard Montluc, à qui le service de l'hôpital incomba, ainsi qu'à ses successeurs, par suite de la disposition de l'ordonnance du 18 juin 1823, prescrivant que les inspecteurs soigneraient gratuitement les indigents admis dans les hospices dépendant des établissements thermaux.

Après M. de Montluc, vinrent M. Richond des Brus, nommé médecin inspecteur en septembre 1847 et révoqué en 1848; M. Beer, de 1848 à 1850; M. Sibille, de 1850 à 1852; M. Richond des Brus, réintégré dans les fonctions d'inspecteur de 1853 à 1855; et enfin M. de Laurès, nommé en 1856 et qui est en fonctions depuis cette époque.

MALADES.

En fondant l'hôpital de Néris, madame de Favières imposa comme condition expresse *que les malades seraient admis seulement pendant la saison des eaux* quand il aurait été reconnu qu'elles leur étaient utiles et qu'ils étaient véritablement pauvres. La maison achetée à M. de Dreuille le 26 septembre 1724, pour faire leur logement, ne contint d'abord que dix lits : six pour les hommes, quatre pour les femmes, et cet état des choses durait encore quand l'archevêque de Bourges vint à Néris en 1733. Le 2 mars 1736, Son Éminence le cardinal de Gèvres assigna une rente de cinq cents francs sur les biens de l'église pour fonder à perpétuité, dans l'hospice de Néris, cinq places pour chacune des deux saisons de l'année en faveur de cinq ecclésiastiques du diocèse de Bourges, qui, étant devenus infirmes, se trouveraient hors d'état de fournir par eux-mêmes aux dépenses nécessaires pour prendre les eaux ; et, s'il arrivait qu'il n'y eût pas d'ecclésiastiques pour remplir les places dans chaque saison, il était prévu que des pauvres du diocèse occuperaient chacune des places vacantes, et seraient logés et nourris avec les autres pauvres de l'hôpital.

Le nombre des lits de l'hôpital se trouvait donc, à cette époque, être de quinze. Dix ans plus tard, le 6 mai 1746, Jean-François d'Harcourt, abbé commandataire de l'abbaye de Menat, fonda dans l'hôpital de Néris quatre lits destinés à recevoir pendant vingt et un jours deux pauvres dans la saison de mai, et deux autres dans la saison de septembre. Dans le cas où un descendant mâle de Jacques d'Harcourt, son neveu, serait obligé de prendre les eaux de Néris, il fit réserve, dans l'acte de donation, que l'hôpital serait tenu de le loger, nourrir, médicamenter, et, en outre, de lui fournir tout ce qui lui serait nécessaire, à condition que dans cette année-là un seul pauvre serait admis au lieu de quatre. Pour l'acquit de cette fondation, Jean-François d'Harcourt donna à l'hôpital trois cents livres de rentes, au principal de six mille livres, constituées par le clergé de France au profit dudit seigneur abbé.

Lorsque sa succession fut ouverte, cette donation devint

l'objet d'un procès interminable, et en définitive l'hôpital eut plus à perdre qu'à gagner aux libéralités de l'abbé d'Harcourt.

En 1760, l'hôpital avait une salle d'hommes composée de douze lits, uue salle de femmes avec dix lits, plus cinq lits pour les ecclésiastiques. En 1789, on admettait vingt-quatre malades pour quatre saisons, plus cinq ecclésiastiques et deux pensionnaires. Pendant la période révolutionnaire, le nombre des lits fut temporairement augmenté. En l'an IV, il y avait quarante lits, et en l'an IX on recevait encore des militaires, ainsi que le constatent les registres sur lesquels étaient inscrits le nom des soldats, leur régiment, leur compagnie, leur grade, etc. En l'an XI, il n'y eut que deux saisons dans l'année, avec vingt-six malades à chaque saison. En 1806, on admettait trente malades par saison ; il y en avait quatre dans l'été.

Le 25 avril 1821, le nombre régulier des saisons fut porté à cinq par an, de vingt jours chaqne. En 1828, on recevait 50 malades pendant cinq saisons. En 1829, les salles furent reconstruites, et elles purent contenir soixante-huit lits. Enfin depuis 1862, époque à laquelle de nouveaux bâtiments furent édifiés, on peut disposer à chaque saison de cent quatre et même cent dix lits, y compris les lits supplémentaires pour les enfants.

Sur ces 110 lits, 14 sont des lits de *fondation* pour une saison seulement. Cinq appartiennent :

A la famille Aupetit-Durand	5
— Dorcière	2
— de Boisé (de Courcenay)	2
— de Boisé (de Montaigut)	2
— Bizet	3

Pour fonder un lit, il faut adresser une demande aux ad-

ministrateurs, et, si elle est acceptée, les conditions suivantes
doivent être remplies :

Pour un lit, pendant une saison, verser un capital de
1120 francs, dont l'emploi est ainsi décomposé : 600 francs
fournissant 30 francs d'intérêt affectés au prix de 20 journées
à 1 fr. 50 c.; 400 francs pour l'acquisition du lit complet et
120 francs pour l'entretien ; pour 2 lits, 1840 francs; pour
3 lits, 2560 francs ; pour 4 lits, 3280 francs, et enfin pour
5 lits (1 lit par chaque saison de l'année), 4000 francs.

Les 14 lits de fondation réduisent à 506 les lits disponibles
pour les 5 saisons de chaque année.

37 lits par saison sont affectés à la gratuité (185 par an). Il
reste pour les départements, les communes, les villes et les
malades qui font eux-mêmes les frais de leur séjour, 350 lits
par an, soit 70 lits à raison de 1 fr. 50 c. par journée.

C'est le 12 juin 1819 que l'administration de l'hôpital a fixé
à 1 fr. 50 c. le prix de la journée, qui n'était d'abord que de
1 fr. 25 c.

Le prix moyen de la journée pour chaque lit, dans les
hôpitaux généraux et spéciaux relevant de l'administration
de l'assistance publique à Paris, n'a jamais été inférieur à
1 fr. 64ᶜ,87 dans la période de 1836 à 1861.

Il convient encore d'ajouter qu'à Néris, presque tous les
malades sont à portion entière de nourriture ; que la ration
en vin a dû être doublée à cause des fatigues qu'occasionne
le traitement, et qu'enfin les malades y reçoivent beaucoup
plus que partout ailleurs des vêtements de laine, les plus coû-
teux de tous.

ADMISSION DES MALADES.

L'admission des malades par le médecin a lieu devant les
administrateurs assemblés.

Ils appartiennent à quatre catégories distinctes :

1° Malades admis gratuitement;

2° Malades occupant les lits de fondation;

3° Malades hospitalisés aux frais des départements, des villes et des communes;

4° Malades hospitalisés à leurs frais.

Le nombre des saisons et les jours d'entrée étant fixés à l'avance, des lettres sont adressées, vers le mois d'avril, aux préfets des départements ainsi qu'aux maires des villes et des communes qui ont l'habitude d'envoyer des malades à l'hôpital. Ces fonctionnaires font parvenir au président de la commission, huit jours avant chaque saison, un état des malades qu'ils doivent diriger sur Néris et qui arrivent exactement au jour indiqué pour l'entrée. Les frais de leur séjour sont réglés, à la fin de l'année, d'après des bordereaux de dépenses arrêtés par les administrateurs. Quant aux frais de voyage, chacun d'eux reçoit directement, au départ, la somme qui lui est allouée, ou bien cette somme leur est remise par l'économe lors de la sortie de l'hôpital.

Les malades auxquels la gratuité est accordée sont porteurs de billets distribués par MM. les administrateurs directement, ou par MM. les maires qui en ont fait la demande, ou enfin par M. le préfet de l'Allier, auquel deux entrées sont octroyées par saison. M. le curé de Néris, madame la supérieure de l'hôpital et le médecin inspecteur reçoivent chacun un billet d'admission.

L'hôpital de Néris admet des malades de tous les points de la France; mais le plus grand nombre cependant est fourni par les départements de l'Allier, du Cher, de la Haute-Vienne, de l'Indre, de Loir-et-Cher, du Loiret, de la Loire, du Puy-de-Dôme, ainsi que par les usines et les mines de Montluçon, de Commentry et de Bezenet. Chacun d'eux trouve, en entrant dans les salles, les bas de laine, le peignoir de molleton, la capote avec capuchon, le caleçon ou la jupe de toile, le linge nécessaire pour la sortie du bain.

C'est à la générosité de MM. Hyde de Neuville et de Rotschild que sont dus les premiers fonds destinés à acquérir des lainages.

La nourriture du malade est surveillée avec une attention toute particulière. Le pain, d'excellente qualité, ne laisse rien à désirer et est distribué à volonté. La quantité des autres aliments est ainsi fixée par journée :

	HOMMES.	FEMMES.	ENFANTS.
Vin.....	33 centilitres.	25 centilitres.	20 centilitres.
Viandes..	250 grammes.	200 grammes.	150 grammes.
Légumes..	25 —	25 —	25 —

A neuf heures du matin, soupe grasse (50 centilitres de bouillon) et bœuf. A quatre heures, viande avec légumes.

BATIMENTS PARTICULIERS, DÉPENDANCES.

L'hôpital de Néris a toujours occupé la place où il est encore situé aujourd'hui, à gauche et à l'extrémité de la gorge dans laquelle se trouvent la source minérale, les deux établissements thermaux et les hôtels. En 1733, il se composait d'une petite maison dans laquelle il y avait deux salles de malades avec dix lits, une chambre pour deux sœurs, une salle d'assemblée pour les administrateurs, une apothicairerie, une cuisine et une chapelle.

Il fut réédifié avant 1760. Deux salles communiquant ensemble par un escalier et contenant chacune douze lits furent construites, l'une au rez-de-chaussée, l'autre au premier étage. On y pénétrait directement de la rue. On voyait, au fond de chaque salle, deux grandes portes qui donnaient vue sur la chapelle, et qui, lorsqu'elles étaient ouvertes, permettaient aux malades et au public d'assister à la célébration des offices divins. Plus d'un fidèle peut encore se souvenir de s'être agenouillé au pied du lit des malades. Cette petite chapelle était représentée dans un album, difficile à retrouver aujourd'hui, et dû au crayon de madame d'Osmont et à la plume de M. de Pastoret. Un bref du pape Benoît XIII, en date du 26 novembre 1725, avait consacré la chapelle de l'hôpital de Néris .... *publicationem permittimus in ecclesia seu capella hospitalis oppidi de Neris, etc.*

A gauche du bâtiment principal, on voyait une construction dont le rez-de-chaussée contenait cinq baignoires et dont l'étage supérieur servait de dortoir aux religieuses qui venaient prendre les eaux. A droite, il y avait un corps de bâtiment dans lequel se trouvaient, en bas, la pharmacie et la cuisine; en haut, la chambre des sœurs et la salle d'assemblée pour les administrateurs. Il existait en outre, derrière la chambre des sœurs, un couloir auquel on arrivait par un escalier situé dans la cour, et dans lequel s'ouvraient cinq chambrettes destinées à des ecclésiastiques. Une petite cour et la chapelle étaient annexées à ces bâtiments.

Tel fut l'état des constructions jusqu'en 1826. A cette époque, les eaux étaient en grande faveur, et le nombre des malades qui demandaient accès dans l'hôpital devint de plus en plus considérable. Les administrateurs préparèrent alors le projet d'un agrandissement désormais indispensable. Il n'y avait pas moyen de songer à utiliser les anciens bâtiments. Les restaurations faites en 1760 étaient délabrées, et différentes portions des bâtiments tombaient en ruine. Il fut décidé qu'on ferait dresser le plan général d'un hôpital, et qu'il s'élèverait sur l'emplacement que l'ancien occupait déjà, en y ajoutant des terrains qui avaient été achetés en 1824 moyennant 1900 francs.

C'est à l'ingénieur M. Lejeune, sous l'inspection de M. Guy

de Gisors, que ce soin fut confié. Son plan présentait le précieux avantage de pouvoir être exécuté sans qu'on fût obligé
d'interrompre le service et le traitement des indigents. Les
constructions devaient être élevées en trois parties et à trois
époques différentes. L'ensemble formait un carré parfait.
La rue des Rivalles devait être rectifiée sur l'alignement de
la place des Bains. A la partie antérieure se trouvaient les
constructions destinées à recevoir les pensionnaires, les religieuses et les ecclésiastiques, les bureaux de l'administration,
la cuisine, les chambres des sœurs et la pharmacie. Au milieu du carré devaient être placés les piscines et les différents
locaux propres au traitement balnéaire. Au fond étaient les
quatre salles des malades, deux au rez-de-chaussée et deux
au premier étage; les salles de droite séparées par la chapelle
des salles de gauche.

L'ensemble du projet s'élevait à 118 000 francs, dont
41 500 pour quatre salles de malades, 25 000 pour l'établissement des piscines, 51 000 pour la chapelle, et pour les constructions devant servir à l'administration et aux pensionnaires.

Ce projet fut approuvé par le ministre de l'intérieur en 1825.

Dans la séance du 5 janvier 1826, l'administration arrêta
que la construction du bâtiment indiqué au plan général,
comme devant servir aux indigents, aurait lieu dans l'année
même, et afin d'en assurer l'exécution, la commission s'a-
dressa au gouvernement pour obtenir une concession per-
pétuelle de 1100 francs sur le produit des eaux minérales ;
mais cette demande, ainsi que celles qui furent renouvelées
dans le même but, à diverses reprises, restèrent sans résultat,
et le 10 mars 1828, le préfet faisait connaître aux administrateurs que le gouvernement, engagé dans des dépenses
considérables pour l'édification de l'établissement thermal,
ne pouvait accorder aucun secours pour la reconstruction

de l'hôpital. D'autres démarches sur le succès desquelles on
était en droit de compter pleinement, ne réussirent pas davantage. Madame la Dauphine elle-même avait bien voulu re-
mettre au ministre les pétitions qui lui avaient été présentées
pour la réédification de l'hôpital, et par les administrateurs
et par les sœurs hospitalières attachées à cet établissement.
Quoique le ministre eût vivement désiré déférer à une si haute
recommandation, quoiqu'il eût approuvé précédemment les
plans et devis relatifs à la construction, il pensa que le gouvernement ne pouvait contribuer en aucune manière aux
dépenses projetées. Il fit engager la commission administrative à réduire ses plans et à les approprier au petit nombre
des pauvres du département de l'Allier, afin de rendre la
reconstruction possible en la subordonnant aux propres ressources de l'hôpital et aux subventions qu'il pourrait obtenir
de la commune. La commune n'était pas plus disposée alors
qu'elle ne l'est aujourd'hui à fournir aucune contribution. Ses
habitants conservaient pour l'hôpital un sentiment d'aversion
qui est devenu traditionnel, et que le curé Renaud avait mis
en relief dans une lettre datée du 6 mars 1785 : *Le bourg et
la paroisse ne sont composés que d'aubergistes ennemis mortels
de l'hôpital.*

Le conseil d'administration ne se laissa point arrêter par
les difficultés; et bien que les départements limitrophes qui
envoyaient leurs malades en grand nombre à Néris eussent
aussi refusé leur concours, il décida que les constructions
devaient être commencées. Le devis s'élevait à 41 500 francs.
Le conseil général du département de l'Allier ayant accordé
une allocation de 30 000 francs, les 11 500 excédants furent
pris sur les fonds appartenant à l'hôpital et qui étaient placés
soit à la caisse de service du Trésor, soit en rentes sur l'État.
Les quatre salles de malades furent édifiées et achevées
en 1829. La dépense s'éleva à 44 000 francs. C'est en 1843,

1844 et 1845 que furent construits la chapelle et le bâtiment
sur la rue destiné aux pensionnaires et approprié pour les
bureaux de l'administration. M. Lusson, architecte-voyer à
Paris, était l'auteur de ce projet, qui fut revisé par M. Esmonnot, architecte du département de l'Allier. La chapelle a
coûté 14 000 francs, et le bâtiment des pensionnaires 34 500,
y compris les travaux supplémentaires. L'État alloua 4000 fr.
pour cette dernière construction.

Le nombre des malades qui venaient chercher dans l'hôpital de Néris les secours de la médecine et de la charité
augmentait chaque année en raison même des améliorations
produites, et la commission administrative dut encore songer
à un nouvel agrandissement. Des circonstances de diverse
nature ne permettaient plus l'exécution du premier projet :
un nouveau plan fut dressé et approuvé ; son exécution fut
déclarée d'utilité publique. Des terrains furent achetés, par
suite d'expropriations, au chiffre de 20 000 francs, et les dépenses des constructions s'élevèrent à 68 850 francs (en tout,
terrain et construction, 88 850 francs). L'État a accordé
2000 francs de secours en deux annuités (1860 et 1861). Ces
nouvelles constructions ajoutèrent aux anciennes deux salles
avec trente-huit lits, un réfectoire, un bâtiment pour la cuisine, la buanderie, la cave, la remise, le logement des sœurs,
la salle d'école, et des chambres particulières dans lesquelles
les malades habitant les hôtels, et qui tombent en danger de
mort, sont assurés maintenant de trouver un asile tranquille
et respecté.

Tel est aujourd'hui l'ensemble, telles sont les dispositions
de l'hôpital de Néris, qui occupe une superficie totale de
7644^m,60, à laquelle il faut ajouter 25 ares environ de jar-
dins.

Les salles des malades regardent l'est d'un côté, et le sud-
ouest de l'autre. Elles ont 7^m,30 de largeur sur une longueur

de 12^m,20. Elles sont éclairées et ventilées à l'aide de huit fenêtres (quatre de chaque côté ; deux salles même ont douze fenêtres), de 1^m,10 de largeur sur 1^m,30 de hauteur. Les lits sont rangés suivant deux lignes parallèles, leurs chevets appuyant contre les murs latéraux. Chaque lit comporte : un sommier élastique, un matelas, un traversin et une ou deux couvertures suivant les besoins. Ils ne sont pas garnis de rideaux qui auraient eu l'inconvénient d'emprisonner le malade dans une atmosphère viciée par les vastes transpirations qui sont la conséquence de la cure.

La persévérante sollicitude des administrateurs et leur recherche attentive de tout ce qui peut contribuer à augmenter le bien-être des malades, ne leur laissent ignorer aucune des améliorations à poursuivre. La plus urgente de toutes, c'est, ainsi que le portait le plan primitif, la construction sur son propre terrain d'un établissement thermal dans lequel le traitement complet serait administré. Les plans ont été préparés avec un grand soin. Les devis sont connus : restent à trouver les moyens de couvrir la dépense de 60 000 francs qu'entraînerait l'édification de cet établissement thermal.

BUDGET DE L'HÔPITAL.

En remontant à l'époque de la fondation de l'hôpital, nous voyons avec quelles modestes ressources madame de Favières commença l'œuvre de charité qui a pris aujourd'hui de si grands développements. L'étude de la situation financière à diverses époques eût été facile à faire, d'après les nombreux documents que j'ai eus entre les mains; mais elle n'offrirait pas aujourd'hui grand intérêt, et j'arrive de suite à établir les revenus et dépenses annuels :

Rentes sur l'État....................	406 francs.
— sur particuliers.............	337,92
Produit du domaine de Ruellon, redevances	1000
Intérêts des fonds placés à la caisse de service....................	600
Produit des quêtes (moyenne des dernières années)......................	800
Journées de malades payants..........	5500
Produit des pensionnaires............	4500
Produit (en moyenne) de la pharmacie..	500
Tronc de l'église...................	25
Rente de 8 hectolitres de seigle estimé à	96
	13 764 fr. 92 c.

Les dépenses s'élèvent en moyenne, depuis plusieurs années, à 12 ou 13 000 francs.

Nous avons dit que, suivant certaines formes administratives, les malades pouvaient arriver de tous les points de la France à l'hôpital de Néris. Au jour fixé pour leur admission, le médecin inscrit sur un registre le nom, l'âge, la constitution de chacun d'eux, le diagnostic de la maladie, ses principaux symptômes, les eaux minérales déjà employées ou les contre-indications qui s'opposent à l'administration du traitement, etc. Le lendemain, la prescription de la cure est indiquée.

Le bain de piscine dans la matinée varie de 35 à 38 degrés, et la douche de 38 à 42 degrés. Le troisième jour du traitement, suivant les indications à remplir, les malades prennent dans la soirée, une heure et demie ou deux heures après le repas, les uns la piscine chaude à 41 ou 42 degrés, les autres l'étuve à 42 ou 44 degrés, la douche de vapeur générale ou partielle, les douches ascendantes ou vaginales. Pour les cas exceptionnels, les bains sont modifiés comme température, comme durée. C'est toujours le traitement externe qui domine. La médication thermale se continue pendant vingt jours, et,

à part quelques diarrhées du début, nous n'avons pas à com-
battre chez les malades de l'hôpital les accidents variés qui se
présentent si souvent chez ceux du grand établissement. La
qualité du régime et la nouvelle hygiène à laquelle ils sont
soumis, ne me paraissent pas étrangères à ce résultat. Le plus
grand nombre d'entre eux (les hommes surtout et les rhumatismes) accordent à tous les *moyens chauds* une préférence
marquée. Le ravivement des douleurs articulaires ou musculaires s'éveille dès le commencement de la cure. Il s'accompagne d'une grande fatigue qui coïncide avec l'augmentation
des pulsations, l'agitation, l'insomnie. De vastes sudations
s'opèrent, des éruptions apparaissent sur différents points
de la peau; puis après deux ou trois jours, le pouls a de la
tendance à se déprimer, l'appétit diminue, la somnolence
arrive; et cet état de saturation thermale, que presque tous
les malades subissent, dure pendant un espace de temps indéterminé. Il atteint quelquefois des proportions assez considérables pour que le traitement en soit modifié ou même
interrompu.

Le nombre des malades reçus à l'hôpital a été :

En 1860 de 487
    1861 423
    1862 441
    1863 411
    1864 464
    1865 503
    1866 521
    1867 501
    1868 507

Les observations recueillies sur leur âge, en 1859, 1861,
1864 et 1866, ont fourni les indications suivantes :

Hommes.

ANNÉES.	De 1 à 10 ans.	De 11 à 20 ans.	De 21 à 30 ans.	De 31 à 40 ans.	De 41 à 50 ans.	De 51 à 60 ans.	De 61 à 70 ans.	De 71 à 80 ans.
1859.	2	39	50	68	61	41	14	1
1861.	9	31	55	65	67	20	16	4
1864.	3	40	61	59	69	41	14	2
1866.	2	38	56	73	61	49	19	2

Femmes.

ANNÉES.	De 1 à 10 ans.	De 11 à 20 ans.	De 21 à 30 ans.	De 31 à 40 ans.	De 41 à 50 ans.	De 51 à 60 ans.	De 61 à 70 ans.	De 71 à 80 ans.
1859.	10	29	48	46	35	27	15	1
1861.	8	21	49	29	30	17	10	»
1864.	9	30	42	45	38	40	8	2
1866.	10	26	37	40	53	40	12	1

Les maladies traitées à l'hôpital empruntent des caractères particuliers aux constitutions individuelles, et se divisent par groupes plus distincts que celles auxquelles nous avons affaire en ville. Le tempérament lymphatique et scrofuleux se rencontre très-souvent avec la série d'affections qui en dépendent. Les affections nerveuses, la goutte, les maladies de la peau y sont rares.

M. le docteur de Falvard-Montluc, qui a pratiqué la médecine dans la station thermale pendant vingt années consécutives, avait tracé d'une manière précise les indications des eaux de Néris. Nos observations personnelles les ont corroborées en tous points. Tous les états névropathiques, dit-il, tenant à une disposition générale de l'organisme, originelle ou acquise, cèdent en général à l'action des eaux qui s'exerce sur eux d'une manière prompte et sûre.

Leur spécialité contre les maladies nerveuses, contre la douleur et ses variétés nombreuses, l'irritabilité et ses diverses anomalies, est établie depuis longtemps et confirmée par des observations nombreuses.

Leur efficacité contre les rhumatismes de toute espèce, les plus légers comme les plus graves, » est démontrée par la guérison ou le soulagement du plus grand nombre de ces maladies qui forment elles-mêmes les trois quarts de toutes celles qui se présentent chaque année dans la localité thermale.

Les tumeurs blanches des articulations, les maladies de la hanche (luxations spontanées ou imminentes), la faiblesse, la difficulté des mouvements, les roideurs musculaires ou articulaires, les fausses ankyloses, etc., prouvent, pour le plus grand nombre, une amélioration qui se soutient et s'accroît par l'usage réitéré des eaux de Néris.

Elles font cesser ordinairement la goutte pour un an ou deux; mais elles ne la guérissent pas. Elles n'exercent pas une action assez puissante sur l'élément diathésique qui préside à cette maladie et qui l'entretient. Elles résolvent les engorgements périarticulaires, assouplissent les jointures, et conviennent surtout aux goutteux très-irritables et nerveux.

Leur action est favorable contre les paralysies rhumatismales et nerveuses, et contre celles qui dépendent de contusions, de luxations ou de fractures. Elles ne se prêtent pas avec les mêmes avantages aux débilités ou paralysies cérébrales, ni aux paralysies qui tiennent à une lésion matérielle de la moelle. Mes observations, à cet égard, sont assez nombreuses pour me permettre de conclure à la contre-indication de tout traitement thermal. Ces affections, abandonnées à elles mêmes, s'améliorent ordinairement avec le temps. Le régime des eaux, qu'elles soient fortement ou faiblement minéralisées, détermine toujours une excitation difficile à contenir dans des limites raisonnables, et qui finit par être préjudiciable aux malades.

Parmi les différentes espèces de dermatoses, il en est quelques-unes qui s'amendent et guérissent même à Néris.

Les eaux, par leur action toni-sédative, sont utiles aussi contre les phlegmasies chroniques de l'estomac et des intestins, contre les gastralgies, les entéralgies, etc.

Elles s'appliquent utilement aux affections de la matrice (col et corps), rétablissent et régularisent la menstruation, surtout chez les femmes nerveuses.

Je ne connais de contre-indications formelles au traitement que dans les cas de *congestion active*, et de maladies organiques, de cancer, etc.

J'exposerai ultérieurement, dans une autre publication, les faits cliniques les plus probants recueillis parmi *les dix-huit mille six cent soixante malades* qui ont été soumis à mon observation depuis 1851 jusqu'à ce jour. Ils seront choisis dans les groupes suivants :

1° *Rhumatisme musculaire, articulaire et viscéral étudié dans ses causes étiologiques, prédisposantes et constitutionnelles, dans ses complications avec les maladies du cœur, etc. — Affections goutteuses.*

Rhumatisme des parois abdominales simulant la péritonite; rhumatisme grave du cerveau, des enveloppes de la moelle; rhumatisme intermittent très-douloureux, avec exacerbation nocturne qui avait fait croire à la présence des douleurs ostéocopes, traitement irrationnel ayant compromis la santé générale, guérison complète par deux cures thermales successives; rhumatisme lingual avec ptyalisme, torticolis permanent; rhumatisme isolé du temporal et de l'articulation temporo-maxillaire gauche, du diaphragme, etc.; rhumatisme de la sclérotique, des muscles de l'œil; rhumatisme du cœur, de l'utérus, de la vessie; rhumatisme noueux; rhumatisme alternant avec des névralgies; goutte vague, atonique, déplacée, remontée, etc.

2° *Affections des systèmes musculaire, articulaire et osseux.*

Différentes espèces d'arthrites, depuis les gonflements simples péri-articulaires jusqu'aux lésions matérielles qui envahissent la synoviale, les cartilages et les os; rétractions musculaires et tendineuses, atrophie des muscles, ankyloses à divers degrés, gonflement des os, nécrose et carie.

3° *Suites de contusions, de coups de feu, de luxations, de fractures.*

4° *Maladies nerveuses.*

Nervosisme, chorée, hypochondrie, épilepsie imminente et épilepsie confirmée; hystérie avec toutes ses anomalies, ses complications; les douleurs vives et généralisées qui font croire à une maladie commençante de la moelle épinière; la toux spasmodique à intervalles réglés; les contractures musculaires; les paralysies des membres, de la voix, des yeux, de la vessie, du pharynx; la nymphomanie, etc.

Catalepsie avec immobilité et roideur tétanique persistant depuis deux années.

La paralysie agitans, sur laquelle les eaux de Néris, comme toutes les autres, ne font absolument rien.

L'irritation de la moelle et l'acrodynie succédant à l'abus du tabac ou des plaisirs vénériens.

Les névralgies diverses (névralgie faciale, huméro-cubitale, intercostale, sciatique simple et symptomatique d'une lésion du bassin); névralgie plantaire avec les formes les plus longues et les plus graves de cette douloureuse affection; les névralgies localisées dans le cordon testiculaire, le bout de la verge, au nombril chez un sujet qui ne pouvait jamais s'asseoir, au bout de l'oreille droite, à la pointe de la langue, à l'extrémité de l'indicateur.

Les viscéralgies (gastralgie, entéralgie, cardialgie, hystéralgie), et des cas fort intéressants de névralgie vésicale, de néphralgie et d'hépatalgie.

Les paralysies infantiles avec succès marqués à l'aide de la douche à aquapuncture.

5° *Maladies cérébrales et maladies de la moelle.*

Les observations puisées dans cette classe de maladies auront pour but de démontrer avec quelles précautions le traitement thermal doit être appliqué dans les suites de congestion, d'hémorrhagie ou de ramollissement, soit du cerveau, soit de la moelle. Il faut, en général, un temps fort long pour la cicatrisation des foyers apoplectiques. Les accidents peuvent au moins rester *stationnaires*, quand on n'applique pas un traitement dont le résultat ordinaire est de déterminer une excitation générale (en raison de l'excitabilité des malades) qui va retentir sur la lésion des centres nerveux et produit presque toujours une aggravation des symptômes existants.

6° *Dermatoses.*

Ce chapitre des *diverses maladies de la peau en face des eaux de Néris* appellera, je l'espère, l'intérêt des médecins sur une médication *encore inconnue*, qui a les meilleurs effets dans l'eczéma, le lichen, l'érythéma nodosum, le prurigo, l'urticaire, l'intertrigo, le prurit vulvaire, les ulcères simples et même spécifiques.

7° *Brûlures à différents degrés où la cicatrisation s'obtient plus rapidement par les eaux de Néris que par les moyens ordinaires.*

8° *Maladies utérines.*

Le très-grand nombre d'observations recueillies sur les diverses affections de l'utérus (lésions inflammatoires du col et de sa cavité, ainsi que du corps de l'organe) mettra en relief la supériorité du traitement thermal sur les médications ordinaires, lorsqu'on y ajoute l'usage des douches minérales faibles et longtemps continuées. La leucorrhée, les engorgements, les ulcérations, l'aménorrhée, la dysménorrhée, les tuméfactions de l'ovaire, forment presque une spécialité pour les eaux de Néris.

L'abaissement utérin, l'antéversion, la rétroversion et les diverses inflexions coexistent avec des lésions inflammatoires, qui sont pour nous les plus intéressantes à traiter. Les déplacements, par eux-mêmes, ne sont pas la cause réelle de tous les accidents dont souffrent les malades, et auxquels les eaux de Néris apportent une amélioration très-sensible et durable.

Il en est de même pour certaines affections qui succèdent à la grossesse, entre autres la *phlegmatia alba dolens*, dont j'ai vu la résolution s'opérer plusieurs fois avec une rapidité remarquable.

Le traitement thermal s'applique encore avec avantage à une foule d'imperfections physiologiques, d'imminences morbides, à bien des maladies *incurables, dont on ne meurt pas, mais dont on souffre toujours.*

Les eaux de Néris ont été appréciées d'une manière différente par les médecins qui ont cherché à se rendre compte de leurs propriétés thérapeutiques. En lisant le passage suivant, inséré dans un dictionnaire qui est entre les mains de tout le monde (*Dictionnaire de la conversation*), on se demande quel a pu être le mobile d'une opinion qui réunit ainsi le mensonge à l'ignorance et à la mauvaise foi.

« Les eaux de Néris ont, depuis des siècles, une célébrité » que personne ne conteste, mais qu'aucune cure bien déci- » sive ne justifie. Il est heureux qu'on leur suppose des » vertus, car il serait difficile de leur en découvrir. C'est une » de ces réputations traditionnelles qui, s'adressant à une

» crédulité paresseuse, répugnent à tout examen. En bien
» comme en mal, elles ont peu d'action sur les organes... On
» a vu trente personnes souffrantes quitter Néris, sans comp-
» ter parmi ces malades une guérison... Comme toutes les
» eaux chaudes, elles calment les douleurs externes au moins
» pendant qu'on y est plongé. »

Les auteurs du *Dictionnaire des eaux minérales* (Durand-
Fardel, Lebret, Lefort et François), plus compétents et plus
justes dans leur appréciation, résument en ces termes les
effets de la médication thermale :

« La médication de Néris peut être définie *sédative* et *exci-*
» *tante*, faiblement il est vrai. Ces deux idées ne comportent
» pas nécessairement contradiction. *La sédation est l'action*
» *définitive et finale, l'excitation ne serait qu'un des moyens de*
» *la médication.* La première est intime et profonde, la se-
» conde s'en tient aux surfaces. Enfin, peut-être pouvons-
» nous dire que *l'action sédative appartient en propre aux eaux*
» *de Néris, et que l'action excitante est surtout le fait de la ther-*
» *malité.* »

Rapportons aussi l'opinion d'un médecin qui fait autorité
dans la science, M. le docteur Pidoux. Il parle des eaux de
Néris en toute connaissance de cause, après en avoir éprouvé
par lui-même les effets à différentes reprises :

« .... Il y a en France et à l'étranger des eaux analogues à
» celles de Néris; *il n'y a nulle part un établissement pareil pour*
» *les administrer.* Cela est de haute importance; car ces
» eaux, plus puissantes et d'une application thérapeutique
» plus délicate qu'on ne le croit, ne se prennent guère en
» boisson. C'est leur usage externe infiniment diversifié, sui-
» vant les cas, qui fait la base de la médication toute spéciale
» que Néris offre aux formes nombreuses du rhumatisme,
» des névralgies, des névroses, des maladies utérines, etc.

» Ces eaux, les plus inimitables de toutes, celles dont l'ac-

» tion échappe en partie aux explications de la chimie, réu-
» nissent les propriétés des toniques et des calmants ; elles
» s'adressent surtout à cet état morbide particulier de l'or-
» ganisme si commun chez les rhumatisants et les névropa-
» thiques, l'irritabilité extrême et la faiblesse... »

Je terminerai cette étude sur les eaux de Néris en rappe-
lant ce qu'en dit M. le docteur Roturcau, dans l'un des
ouvrages les plus consciencieux qui aient été écrits sur les
eaux minérales (*Principales eaux minérales de l'Europe*).

« Si la plupart des établissements thermaux de la France
» sont dans un état d'infériorité remarquable, on en trouve
» cependant un certain nombre qui offrent à la fois les avan-
» tages d'une excellente distribution intérieure et d'une par-
» faite organisation de toutes les ressources nécessaires aux
» différents modes de traitement par l'usage des eaux. *Parmi*
» *ces derniers, celui de Néris occupe, sans contredit, la première*
» *place. — Néris est la station thermale la plus complète de*
» *toutes celles qui existent aujourd'hui en Europe.* »

FIN.

TABLE DES MATIÈRES

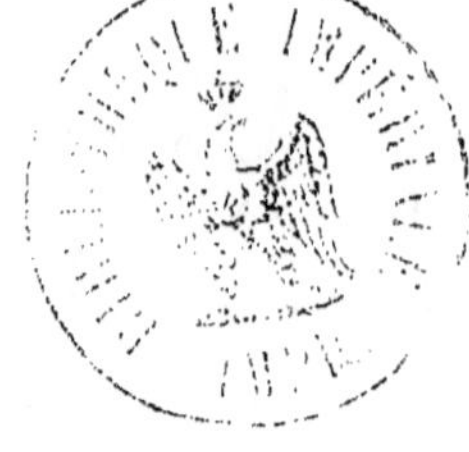

FIN DE LA TABLE DES MATIÈRES.

Paris. — Imprimerie de E. MARTINET, rue Mignon, 2.